# 重塑轻盈人生
## 淋巴水肿防治攻略

主 编

杨永久　张　欣　王海燕

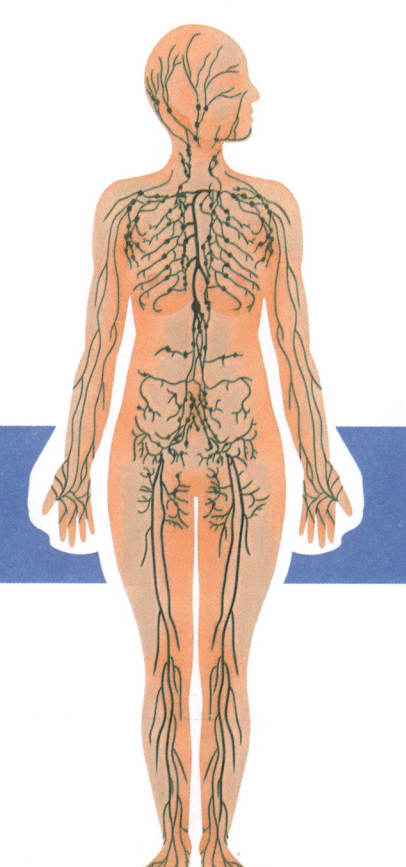

上海科技教育出版社

# 主编简介

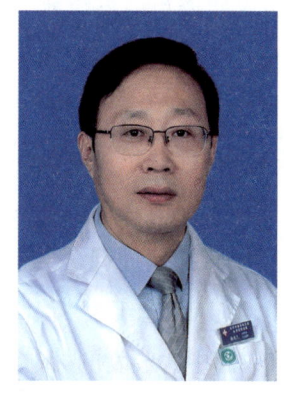

## 杨永久

**清华大学附属垂杨柳医院介入与血管外科主任**

九三学社社员，主任医师，医学博士，硕士生导师，韩国顺天乡大学血管中心访问学者，国际淋巴水肿康复治疗师，生物仿真力学建模技术工程师。

中国微循环学会周围血管疾病专委会淋巴水肿专家委员会副主任委员，北京中西医结合学会周围血管病专委会副主任委员；北京医师协会中西医结合专科医师分会常务理事，北京医师协会介入放射学专业医师分会理事。北京医学会市级"枢纽型"社会组织专家委员会委员，阳光长城慢病防治微博科普专家；国际静脉联盟静脉学组委员；2015年12月在清华大学附属垂杨柳医院创建介入与血管外科，擅长周围血管疾病、淋巴水肿疾病的诊疗。主持或参与13项省部级和区级科研项目，核心期刊发表20余篇论文；主编和参编医学书籍6部，主持国家级及市级学术会议20余次。

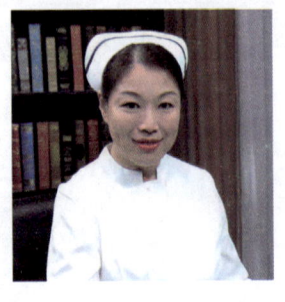

## 张欣

首都医科大学附属北京同仁医院外科门诊护士长。国际造口治疗师，国际淋巴水肿治疗师，职业发展方向为伤口、造口、失禁、淋巴水肿。现任中国微循环学会周围血管疾病专业委员会淋巴水肿专家委员会主任委员；中国民族卫生协会民族医药文化与产业分化理事；中国老年保健协会慢性水肿与创面治疗康复专委会副主任委员；北京市朝阳区预防医学会护理专委会副主任委员；中－德国际伤口治疗师（北京）培训学校总导师；北京护理学会"第二届首都杰出护理工作者"；北京市总工会"首都最美劳动者"称号。获得北京医管中心颁发的"张欣创面治疗护理工作室"称号。

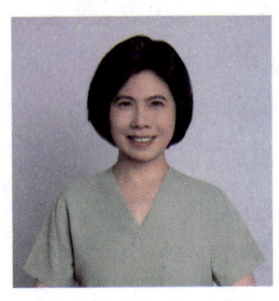

## 王海燕

Casley-Smith 国际淋巴水肿治疗师培训学校教学督导，ALA/C-SI 认证国际淋巴水肿治疗师、国际淋巴水肿治疗师导师。

现任 C-SI 董事会董事、DLT 培训项目中国区教育总监，中国微循环学会淋巴水肿专家委员会秘书长，中国老年保健协会慢性水肿与创面治疗和康复专委会副主任委员，中国康复医学会淋巴水肿康复培训项目负责人，中国老年保健协会慢性水肿和创面治疗培训项目导师，广东省康复医学会淋巴水肿康复培训项目负责人。从事伤口培训工作 5 年，淋巴水肿培训工作 10 年；主编和参编淋巴水肿专业书籍 3 部，发表专业论文 3 篇。

## 编写者名单

**主　编**　杨永久　张　欣　王海燕

**副主编**　李　英　潘一衡　刘　影

**编　委**　（按姓氏拼音排序）

　　　　　丁　旭　　清华大学附属垂杨柳医院
　　　　　付红英　　贵州省人民医院
　　　　　贾铁东　　辽宁中医药大学附属医院
　　　　　金自卫　　中南大学湘雅二医院
　　　　　李　英　　浙江省人民医院
　　　　　刘　影　　首都医科大学附属北京同仁医院
　　　　　梅晓凤　　浙江省人民医院
　　　　　潘一衡　　香港大学深圳医院
　　　　　宋秋香　　山西医科大学第一医院
　　　　　田　然　　首都医科大学附属北京同仁医院
　　　　　王海燕　　Casley-Smith 国际淋巴水肿治疗培训学校
　　　　　王　丽　　中国医科大学附属第四医院
　　　　　武佩佩　　天津医科大学肿瘤医院
　　　　　夏　莹　　华中科技大学同济医学院附属同济医院
　　　　　杨　英　　陆军军医大学第一附属医院
　　　　　杨永久　　清华大学附属垂杨柳医院
　　　　　殷　英　　中山大学附属第三医院
　　　　　尤渺宁　　北京大学肿瘤医院
　　　　　张丽萍　　新疆维吾尔自治区人民医院
　　　　　张　欣　　首都医科大学附属北京同仁医院

**绘　图**　徐露玮　　浙江省人民医院

# 前 言

淋巴系统作为人体的重要循环系统之一，在维持体液平衡、免疫防御等方面发挥着至关重要的作用。然而，当淋巴系统结构受损或出现功能障碍时，可能导致淋巴液回流受阻，进而诱发肢体淋巴水肿。因肢体肿胀、疼痛、活动受限、心理问题等给患者带来巨大的身心痛苦。此外，淋巴水肿的治疗和维护周期长，需要患者持之以恒，这也增加了治疗与管理的难度。淋巴水肿不仅影响了患者的日常生活和工作，更在心理、社会和经济层面给患者和家属造成沉重的负担。因此，我们迫切需要一本能够为广大淋巴水肿患者和照护初学者提供全面、深入且易于理解的淋巴水肿科普读物，为广大患者和照护者提供标准化和专业化的防治指导，帮助他们更好地进行淋巴水肿的预防、自我管理和康复。

本书从淋巴系统的基本知识讲起，深入浅出，详细介绍了淋巴水肿的发生、发展、诊断与治疗方法、护理与康复方法、生活管理与预防策略，以及社会支持等。力求用通俗易懂的语言解答患者最关心的问题，并提供切实可行的诊断、治疗、预防、康复和日常生活管理的建议。此外，本书的各个章节还附有全面介绍淋巴水肿和自我管理的标准化科普视频，让读者能够更直观地了解淋巴水肿的相关知识，更好地掌握淋巴水肿自我管理的技能。无论是患者自我学习，还是医护人员参考交流，本书都将是一本不可或缺的读物。

希望通过阅读本书，患者和医护人员能够更全面地了解淋巴水肿疾病，患者能熟练掌握淋巴水肿的自我管理技能，以增强战胜疾病的信心。让我们一起用知识和勇气共同面对淋巴水肿，迎接美好的生活。

编者

2025年5月

# 序

∽

与快速发展的新兴血管外科相对应，在人类与疾病的漫长博弈中，淋巴水肿这一看似"沉默"的病症，实则以缓慢侵蚀患者身心健康的姿态，成为现代医学必须直面的重要课题。肢体肿胀、行动受限、反复感染乃至心理创伤，这些问题不仅仅是数百万淋巴水肿患者难以忽视的阴影，更是严重影响了患者的生活质量。

杨永久、张欣、王海燕教授及其团队十余年深耕淋巴水肿领域，"聚焦专病、面向基层"，构建起集预防、诊疗、康复于一体的完整防治体系。他们以临床为土壤，将前沿理念与实践深度融合，首创多模态评估路径，让"淋巴水肿亚专业"从概念走向成熟。他们的坚守，让"亚专业"不再局限于细分领域的标签，而成为推动学科纵深发展的鲜活注脚。

再精妙的诊疗技术，若不能转化为患者"看得懂、用得上"的生活指南，便如同锁在保险箱里的良药。为了让十余年凝练的淋巴水肿防治经验走出诊室，编委团队淬炼出这本优秀的医学科普读物，从而将诊室里的专业智慧转化为千家万户的"健康工具箱"。更令人欣喜的是，书中每个关键操作都配有二维码视频。这种纸质书+可视化指导的创新组合，相当于把淋巴水肿的康复治疗师"请回家"。这本书对于偏远地区的患者，无疑是打破医疗资源壁垒的破壁机；对于忙碌的上班族，则是随时可用的移动健康课堂。

期待这本书能像蒲公英的种子，将规范化的淋巴水肿防治理念播撒到每个角落。当患者照着书中的方法缓解了症状而穿上闲置多年的鞋子，当护理者用正确手法减轻亲人的肿胀痛苦，当基层医师凭借书中的知识避免误诊——这些微小却重要的改变，正是我们医者毕生追寻的生命之光。

北京协和医院血管外科

# 目 录

## 一、淋巴系统的奇妙世界 / 1
　　淋巴系统初印象 / 1
　　淋巴系统的超级功能 / 2
　　淋巴液的神奇来源 / 3
　　淋巴液的奇妙旅程 / 4
　　水肿液从哪里来 / 5
　　水肿液去哪里了 / 5

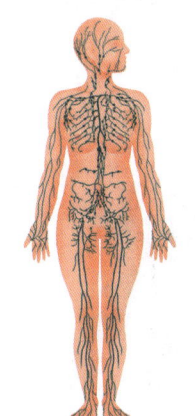

## 二、揭开淋巴水肿的神秘面纱 / 6
　　淋巴水肿,你了解多少 / 6
　　淋巴水肿,病因大揭秘 / 7
　　淋巴水肿,类型知多少 / 9
　　一眼识破淋巴水肿症状 / 10

## 三、淋巴水肿的自我诊断 / 11
　　淋巴水肿,自我初判小技巧 / 12
　　淋巴水肿,医学诊断方法全解析 / 13
　　淋巴水肿与其他水肿,如何进行区分 / 13
　　淋巴水肿,严重程度如何分 / 14
　　淋巴水肿,自我检查小妙招 / 16
　　量一量,淋巴水肿早知道 / 18

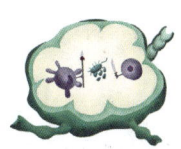

## 四、淋巴水肿的治疗宝典 / 20

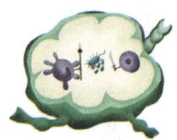

综合消肿治疗，多管齐下 / 20

气压治疗，轻松消肿 / 23

肌内效贴，延续消肿 / 24

远红外热疗，温暖消肿 / 25

冲击波治疗，联合消肿 / 26

低强度激光，能量消肿 / 26

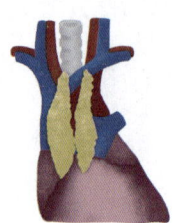

中医智慧，助力消肿 / 27

手术治疗，快速消肿 / 28

药物治疗，辅助消肿 / 30

## 五、淋巴水肿的日常管理技巧——自我手法引流 / 32

什么是自我手法引流 / 32

自我手法引流有什么好处 / 32

自我手法引流与传统按摩，有何不同 / 32

自我手法引流，适合你吗 / 33

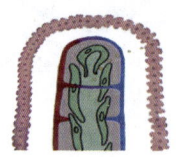

这些情况，不能做自我手法引流 / 33

自我手法引流，顺序很重要 / 34

自我手法引流为什么要缓慢 / 34

为何没有水肿的部位也需要引流 / 34

自我手法引流，时长有讲究 / 34

自我手法引流后，这些情况要注意 / 35

上肢自我手法引流，轻松上手 / 35

下肢自我手法引流，步步为赢 / 38

面部自我手法引流，按步循踪 / 41

会阴部自我手法引流，循隐而护 / 43

## 六、淋巴水肿的日常管理技巧——皮肤护理 / 45

皮肤护理：守护淋巴健康的"第一道防线" / 45

皮肤护理三要素 / 45

淋巴水肿皮肤日常皮肤护理要点 / 46

如何挑选淋巴水肿专属皮肤护理剂 / 47

护理剂选择要点：适合才是最好的 / 47

特殊情况，特别呵护 / 48

生活场景中的皮肤护理小贴士 / 49

一天护理时间表 / 49

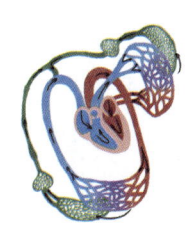

## 七、淋巴水肿的自我管理技能——绷带包扎 / 50

包扎前的准备 / 50

如何自我进行上肢包扎 / 51

如何自我进行下肢包扎 / 55

包扎时常见问题与解决办法 / 58

居家生活中的绷带包扎小贴士 / 58

绷带包扎的常见误区 / 58

患者真实故事分享 / 59

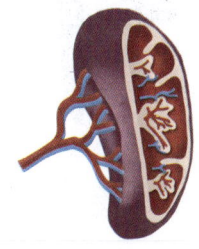

如何进行阴囊自我包扎 / 59

## 八、淋巴水肿的自我管理技能——压力服装和气压泵的选用 / 63

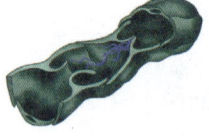

压力服装大揭秘 / 63

压力服装,为何而穿 / 65

这些情况,慎穿压力服装 / 65

选配穿戴有讲究,小细节,大学问 / 66

压力服装,保养需有方 / 66

压力服装,常见穿戴问题解答 / 67

弹力袖套,轻松穿戴,舒适生活 / 67

弹力袖套,如何选对穿对 / 68

弹力袜,如何选对穿对 / 70

家用气压泵,智慧选择,安全使用 / 71

压力服装与气压泵的日常搭配 / 72

生活场景中的应用提示 / 72

患者真实故事分享 / 72

## 九、淋巴水肿的自我管理技巧——消肿功能锻炼 / 73

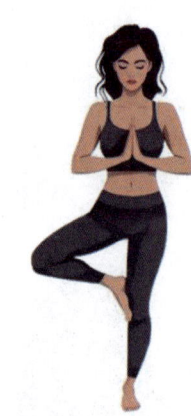

康复运动:哪些适合,哪些要避开 / 73

居家消肿锻炼小贴士 / 74

头颈部消肿专属锻炼法 / 74

上肢消肿专属锻炼法 / 79

下肢消肿专属锻炼法 / 86

消肿锻炼中的常见问题及解决方法 / 90
　　生活化场景中的功能锻炼小贴士 / 91

## 十、淋巴水肿自我管理技巧——如何预防 / 91
　　智慧穿戴，宽松衣物助力淋巴健康 / 91
　　轻松活动，日常活动小贴士 / 92
　　家务小能手，巧干不蛮干 / 92
　　守护肌肤，皮肤护理秘籍 / 93
　　轻盈生活，从体重管理开始 / 93
　　旅途无忧，淋巴水肿患者的出行小贴士 / 94
　　预防中的常见误区 / 95
　　日常生活中的预防小贴士 / 96

## 十一、淋巴水肿的健康生活方式重建 / 96
　　吃出健康，淋巴水肿预防的饮食指南 / 97
　　甜梦护航，睡眠改善计划 / 99
　　环境卫生，筑起环境防线 / 100
　　健康日历，复查随访提醒 / 101
　　心灵疗愈，情绪自我管理手册 / 103
　　自信启航，职业回归策略 / 103

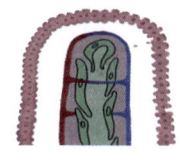

## 十二、淋巴水肿防治的常见误区 / 104
　　误区一：泡脚泡澡能消肿 / 105

v

误区二：利尿药能消淋巴水肿 / 105

误区三：水肿时不能多喝水 / 105

误区四：哪里肿得厉害哪里就要包扎紧一点 / 105

误区五：引流和包扎，压力越大效果越好 / 106

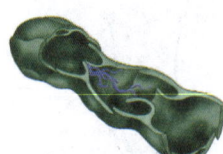

误区六：压力服装消肿，昼夜穿戴效果更好 / 106

误区七：手脚都不肿，绷带包扎时可以不包扎手脚 / 106

误区八：淋巴水肿做了手术就可以根治 / 106

误区九：只有出现明显肿胀才需要防治 / 107

误区十：压力服装只需要偶尔穿 / 107

误区十一：剧烈运动可以快速消肿 / 107

误区十二：水肿只是外观问题，不会危及健康 / 107

如何避免这些误区？ / 108

患者真实故事分享：误区的代价 / 108

# 一、淋巴系统的奇妙世界

## 淋巴系统初印象

人体里有一个看似不起眼但实则至关重要的系统，那就是淋巴系统。它就像一张错综复杂的网，遍布身体的每一个角落。淋巴系统主要由淋巴管、淋巴结和一些淋巴器官（如脾脏、胸腺等）构成。淋巴管就像是一条条蜿蜒曲折的"河道"，里面流淌着无色透明的淋巴液。与血液循环不同，淋巴液的流动较为缓慢，淋巴管内有许多瓣膜，它们如同单向的"闸门"，确保淋巴液只能朝着一个方向流动。淋巴结就像是一个个坚守岗位的"岗哨"，分布在淋巴管经过的地方。当淋巴液通过淋巴管流经淋巴结时，其中的细菌、病毒和其他异物会被淋巴结内的淋巴细胞识别并清除。脾，作为身体内最大的淋巴器官，好似一个沉稳老练的"大管家"，不仅能细致地过滤血液中的病原体和衰老的血细胞，还能像一个储库一样储存血液，并积极参与到免疫防御的战斗中。胸腺则像是一座培养精英"战士"的"军校"，为淋巴细胞提供成长和成熟的摇篮，对机体的细胞免疫功能发挥着举足轻重的作用（图1-1~图1-3）。

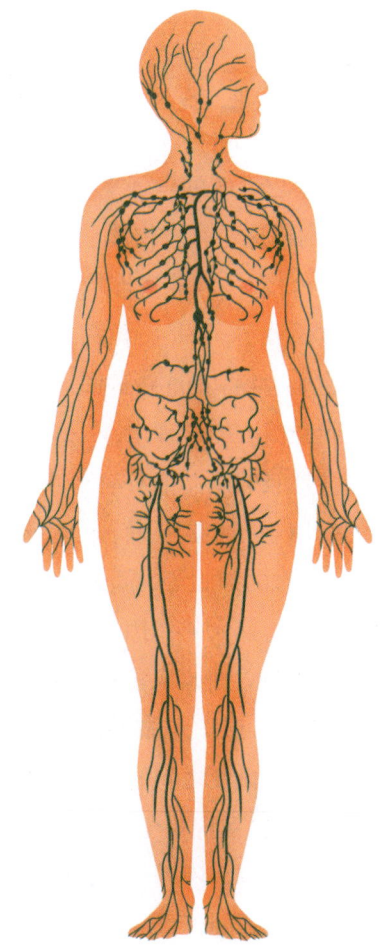

图1-1 淋巴系统

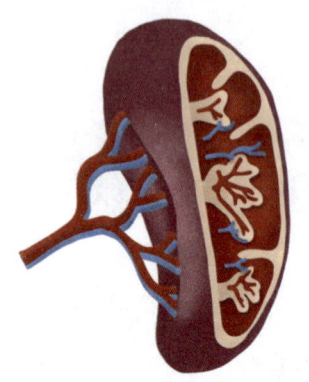
图1-2 脾脏

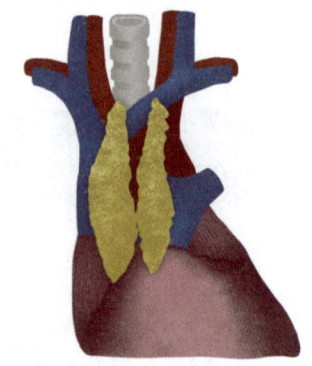
图1-3 胸腺

## 淋巴系统的超级功能

　　淋巴系统的责任重大！它一方面是身体的"保洁员"，负责把体内的垃圾、细菌、病毒这些有害物质清理掉；另一方面，它还是身体免疫的"先锋部队"。当有外敌入侵时，它能迅速响应、组织抵抗，从而保护机体的健康。另外，它还积极参与体液调节，像是一位精细的"平衡大师"，回收组织液中的液体、蛋白质等大分子物质，并将其重新送回血液循环，精心维持着血浆与组织液之间的微妙平衡。在脂肪吸收的过程中，小肠绒毛内的毛细淋巴管则化身为高效的"运输官"，尽职尽责地吸收脂肪的分解产物，并稳妥地将其转运至血液循环中。所以，淋巴系统的作用不容小觑！首先，它能帮我们把身体里产生的各种废物，比如，代谢的产物、死亡的细胞等，都清理出去，保持身体内部的干净和整洁。其次，它在免疫方面发挥着巨大的作用。当细菌、病毒或者其他病原体试图入侵我们的身体时，淋巴系统会立刻拉响警报，调动体内各种免疫细胞制造抗体，和这些"敌人"展开激烈的战斗，保护人体不受感染。同时，淋巴系统还能调节身体里液体的平衡，确保组织液和血液之间的液体交换保持稳定，让身体不会出现水肿或者脱水的情况。另外，淋巴系统对于脂肪的吸收和运输也很重要。它能帮助人体把从肠道吸收的脂肪运输到血液循环中，为身体提供热量（图1-4和图1-5）。总之，淋巴系统在维持我们身体的正常运转、保持健康方面，扮演着至关重要的角色。

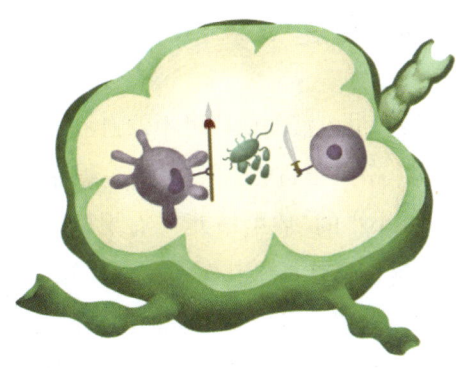
图1-4　淋巴系统免疫功能

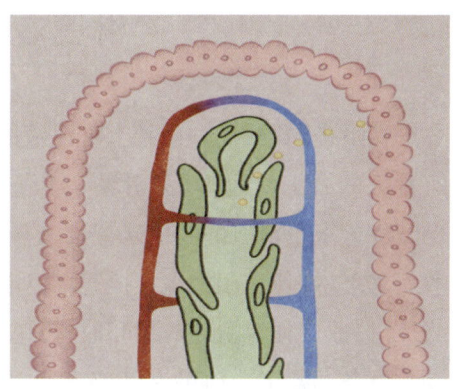
图1-5　小肠绒毛内的毛细淋巴管

## 淋巴液的神奇来源

淋巴液源自组织间隙中的液体。当血液在毛细血管内流动的时候，会有一部分液体和营养物质渗出到组织间隙，这就形成了组织液。组织液宛如滋养细胞的"甘霖"，源源不断地为细胞输送着必需的营养物质，同时又温柔地带走细胞代谢产生的废物。当组织液轻盈地踏入毛细淋巴管，一场华丽的蜕变便发生了，组织液就此转变为淋巴液。毛细血管壁仿佛是一位智慧的"筛选官"，它凭借独特的结构和功能，决定着哪些物质能够通行。而那些大分子物质，如珍贵的蛋白质等，由于难以直接回归血液循环的"主干道"，便随着组织液的脚步，一同进入了淋巴管的"小径"，成为了淋巴液中不可或缺的"成员"（图1-6）。

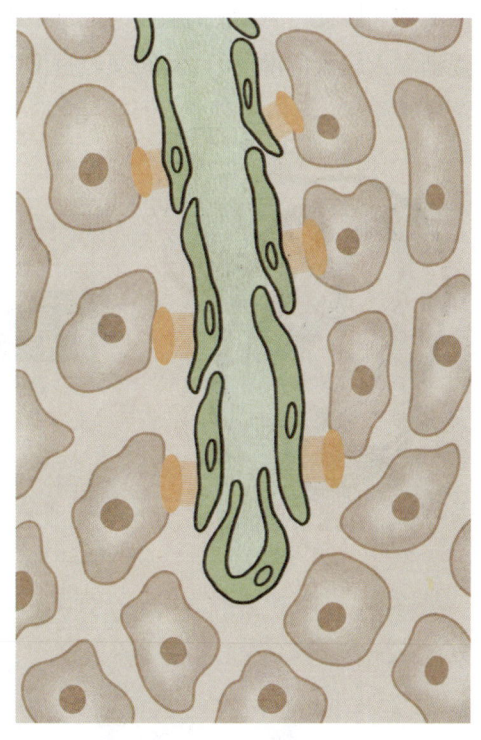
图1-6　淋巴液的产生

## 淋巴液的奇妙旅程

接下来,让我们一同踏上淋巴液的流动之旅。淋巴液的前行可不像血液那样有强大的心脏作为"动力引擎",但它有自己独特的"推进方式"。首先,得靠淋巴管管壁上平滑肌的收缩来帮忙,它们好像一群小小的"收缩精灵",有规律地一收一缩,就好像在用力地推揉着淋巴液,催促着淋巴液往前。其次,每当我们活动身体时,肌肉便有力地收缩和放松,坚定而温柔地挤压着淋巴管,仿佛在轻轻地推动着这条"溪流",协助淋巴液不断向前。再次,呼吸运动如同一位神奇的"引导者",在我们一呼一吸之间,胸腔内的压力发生着微妙的变化。这就像是一股无形的吸力,对胸导管内的淋巴液产生了轻柔的抽吸作用,引导着淋巴液向上攀升。而淋巴管内那些精巧的瓣膜,无疑是忠诚的"卫士"。它们如同一个个单向的"智慧之门",只允许淋巴液朝着既定的方向前行,坚决阻止其倒流,确保淋巴液的单向流动。因此,淋巴液从细微的毛细淋巴管出发,如同涓涓细流汇聚成江河一般,逐渐融入较大的淋巴管,其间又经过淋巴结,最终汇入静脉(图1-7和图1-8)。

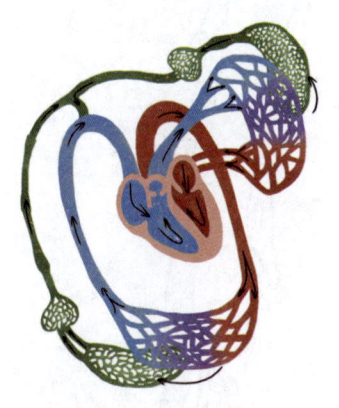

图1-7 淋巴液循环

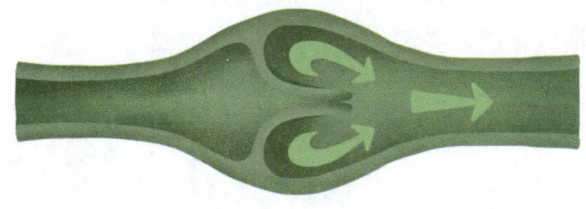

图1-8 淋巴液流动

## 水肿液从哪里来

淋巴水肿时，水肿液的产生主要源于淋巴循环系统出现了障碍。正常情况下，淋巴系统能把组织液里的蛋白质之类的大分子物质收回来，再送回血液循环。可要是淋巴系统出了问题，如淋巴管被损伤了或堵住了，做了手术淋巴结被切掉了，淋巴液就没办法正常流回去。这么一来，组织液里蛋白质这些大分子物质的量就多了，它们会从血管里吸引更多的水分过来，组织液产生的就更多了，更多的液体加重了淋巴系统的负担。等到超过了淋巴系统的运输能力，这些多余的含有很多蛋白质的液体就留在组织间隙里，形成了水肿液，进而引发淋巴水肿。还有丝虫病患者体内，丝虫会跑到淋巴管里，引起淋巴管发炎，让管壁变厚，破坏瓣膜，阻碍了淋巴液回流，然后就有水肿液的聚积。另外，放疗等治疗手段也可能损伤淋巴系统，造成水肿液的积聚，最终导致淋巴水肿。

## 水肿液去哪里了

淋巴水肿时，身体的皮下组织间隙里多了些不该有的液体。这时候，如果能采取一些特别的治疗方法，如物理疗法，就能给淤堵的淋巴系统加把劲，让它运走更多的液体。

想象一下，淤堵的淋巴系统里就像是多了几条"小路"，这些新开辟的通道能让淋巴液顺畅地流动，进入那些工作正常的淋巴管和淋巴结。然后，这些淋巴液就会像聪明的旅行者一样，找到另一条路，绕开堵塞的地方，最后顺利地回到血液循环中去。

所以，通过这样的治疗，水肿液就被淋巴系统巧妙地运走并处理掉了，让身体恢复舒适和平衡。

## 二、揭开淋巴水肿的神秘面纱

### 淋巴水肿，你了解多少

我们体内的淋巴系统仿佛像一个错综复杂的"废水处理与免疫系统"，它负责收集和运输组织液，并将其中的代谢废物、细菌、病毒等有害物质进行过滤和清除。淋巴水肿，简单来说，就是淋巴系统在运作过程中出现了问题，导致淋巴液无法正常回流，从而在组织间隙中积聚，进而引发肢体或其他部位的肿胀。

淋巴水肿可以发生于身体的任何部位，但最为常见的是四肢，特别是下肢。在发病初期，患者可能只会感到轻微的肿胀和沉重感。然而，如果得不到及时的治疗和控制，肿胀会逐渐加重，皮肤可能变得粗糙、增厚，甚至像大象的皮肤一样，因此也被称为"象皮肿"（图2-1和图2-2）。

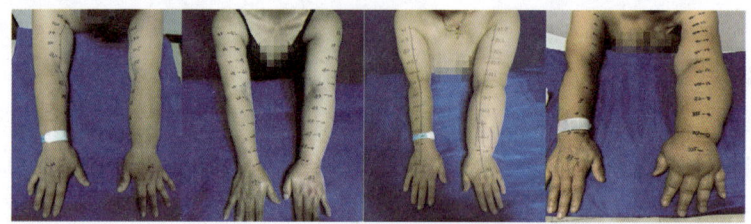

图2-1　上肢淋巴水肿的进展

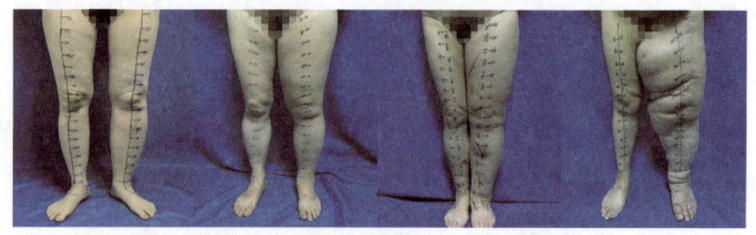

图2-2　下肢淋巴水肿的进展

对于淋巴水肿的诊断,医生通常会结合患者的症状、体格检查、肢体围度测量以及淋巴造影等多种方法来进行综合判断。尽管淋巴水肿不会直接威胁生命,但它会显著降低患者的生活质量。因此,及早的准确诊断和及时有效的治疗是至关重要的。

## 淋巴水肿,病因大揭秘

淋巴水肿是因为淋巴液流不回去,结果在身体浅层的软组织里堆积起来,慢慢地组织就变得又硬又厚,手臂、腿或其他部位也就跟着变粗了。这种病是怎么来的呢?

**1. 先天的原因** 有些人的淋巴管发育不好,甚至缺少淋巴管,导致淋巴液运输差。这样一来,淋巴液运输回流不顺畅,就容易得淋巴水肿(图2-3)。

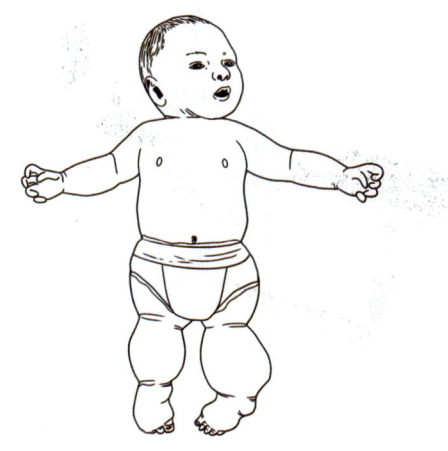

图2-3 原发性淋巴水肿

**2. 继发的原因**

(1)手术 如做乳腺癌或者妇科癌症手术时,为了把坏死肿瘤组织清理干净,附近的可能有肿瘤转移的淋巴结就被切掉或者弄伤了,淋巴液就流不回去了。

(2)放疗 放疗虽然能治病,但也可能伤到淋巴管和周围的组织,让淋巴液流动变得更难(图2-4~图2-6)。

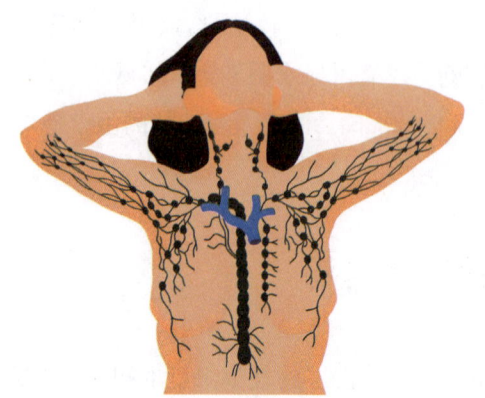

图2-4 正常淋巴结

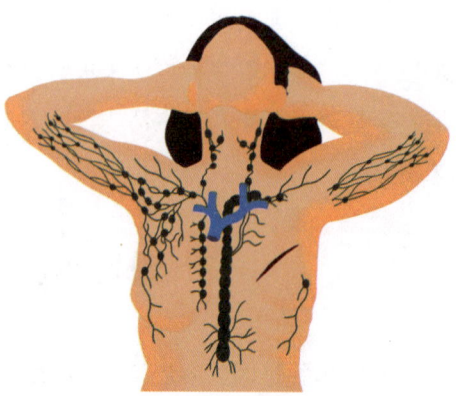

图2-5 乳腺癌手术淋巴结清扫

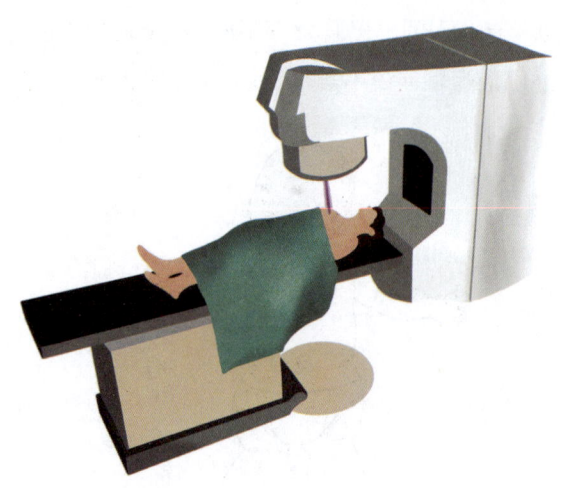

图2-6 放疗

（3）感染 有些寄生虫，如丝虫，会堵住淋巴管，淋巴水肿就这么来了（图2-7）。

（4）外伤 严重的烧伤、骨折或者别的什么外伤，把淋巴管给伤了，那淋巴水肿的风险也就高了（图2-8）。

（5）恶性肿瘤 一旦癌细胞能堵住或者压着淋巴管，淋巴液就动弹不得（图2-9）。

淋巴水肿是多个原因导致的结果。所以，了解这些原因，才能更好地预防和治疗。

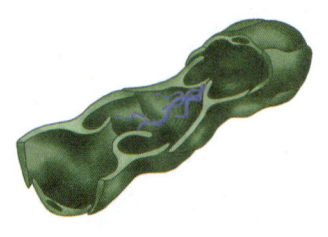
图2-7 丝虫病

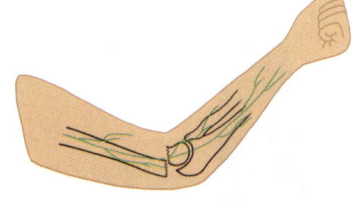
图2-8 外伤

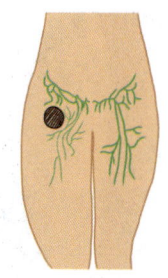
图2-9 肿瘤压迫

## 淋巴水肿，类型知多少

淋巴水肿，它的类型你了解吗？不同类型的淋巴水肿，它们是怎么来的、有什么症状、该怎么治，可能都不一样。所以，医生得好好分类，才能给患者制定更合适的治疗方案。

**1. 原发性淋巴水肿**

（1）先天性淋巴水肿　出生没多久就发生淋巴水肿了，可能是因为遗传因素导致让淋巴管没发育好。

（2）早发性淋巴水肿　35岁之前发病，原因还不太清楚，可能是淋巴管的结构或功能出现了问题（图2-10）。

（3）迟发性淋巴水肿　35岁之后发病，这通常是因为淋巴管慢慢退化了，功能减退不如以前了（图2-11）。

**2. 继发性淋巴水肿**

（1）感染性淋巴水肿　这是寄生虫（如丝虫）感染导致的，丝虫把淋巴管给破坏了，淋巴液就不能回流了。

（2）损伤性淋巴水肿　做手术（如切除肿

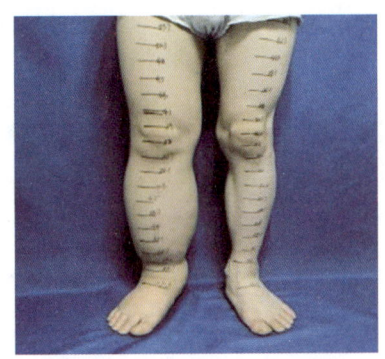
图2-10 早发性淋巴水肿

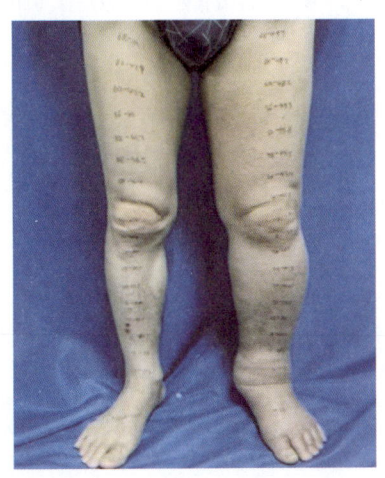
图2-11 迟发性淋巴水肿

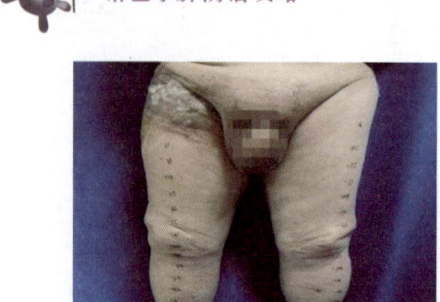

图2-12 恶性肿瘤淋巴水肿

瘤、清扫淋巴结)、放疗、受外伤等,都可能损伤淋巴管或淋巴结,让淋巴液回流受限而积聚起来。

(3)恶性肿瘤性淋巴水肿　癌细胞可能堵住或者压迫淋巴管,让淋巴液不能顺利回流(图2-12)。

(4)其他类型　如怀孕、太胖、慢性静脉功能不全、各种原因引起的静脉闭塞等,也可能导致继发性淋巴水肿。

## 一眼识破淋巴水肿症状

淋巴水肿的症状通常会随着病情的发展而逐渐显现。以下是一些常见的淋巴水肿症状。

**1. 肢体肿胀**　这是淋巴水肿最明显的症状之一。肿胀通常从肢体的远端(如手指、脚趾)开始,逐渐向近心端蔓延。肿胀的肢体可能比正常肢体明显增粗(图2-13)。如果发现鞋子突然变紧了,手表也戴不上了,这是水肿早期的信号。

**2. 皮肤改变**　随着病情的加重,皮肤可能变得粗糙、增厚,并失去原有的弹性。触感上可能比较硬。在病情后期,皮肤可能出现褶皱、疣状增生等变化。

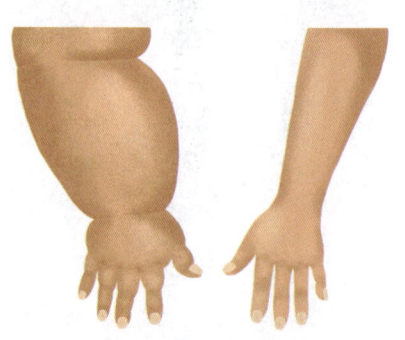

图2-13　肢体肿胀

**3. 沉重感和紧绷感**　患者常感到患病的肢体沉重、僵硬,有紧绷感及无力感。活动时不如正常肢体灵活。

**4. 疼痛和不适感**　部分患者可能感到疼痛或不适,尤其在活动后或长时间站立、坐着后症状会加重。

**5. 反复感染**　由于淋巴液的积聚和循环不畅,皮肤的免疫功能下降,容易发生细菌或真菌感染。感染部位可能出现红肿、发热、疼痛等炎症表现(图2-14)。

**6. 功能障碍** 严重的淋巴水肿可能影响肢体的关节活动，导致肢体活动范围受限，进而影响患者的日常生活和工作（图2-15）。

需要注意的是，淋巴水肿的症状可能逐渐加重。一旦出现上述症状，患者应及时就医，以便得到及时有效的治疗，控制淋巴水肿的进展。

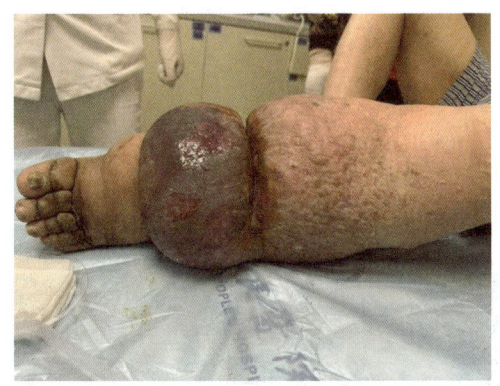

图2-14 皮肤感染

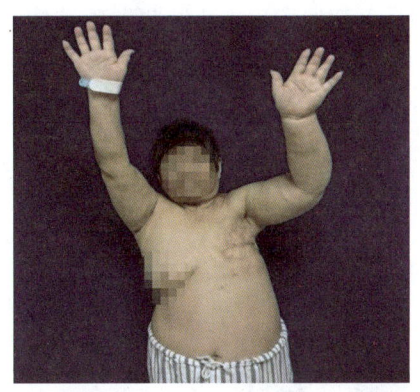

图2-15 上肢功能障碍

## 三、淋巴水肿的自我诊断

淋巴水肿是一种慢性且对患者生活质量造成显著影响的疾病，其症状可能因个体差异而有所不同。及时发现且准确的诊断对于制定有效的治疗方案至关重要。下面将深入探讨淋巴水肿的自我诊断技巧，包括识别早期症状、观察病情变化等关键步骤。通过掌握这些自我诊断方法，患者能够更早地发现问题，为及时采取医疗干预和制定个性化治疗方案创造有利条件，从而有效控制和管理淋巴水肿。

## 淋巴水肿，自我初判小技巧

淋巴水肿早期，身体某处会慢慢或突然肿胀，感觉沉重、酸胀、无力或紧绷（图3-1）。手背或足背可能出现压痕，休息后有时能缓解（图3-2）。"注意鞋袜是否变紧"：这是早期发现肢体水肿的简单方法；"佩戴首饰是否不适"：如手表、戒指等变紧或不易摘下。

随着病情发展，淋巴水肿处的皮肤可能增厚、粗糙，出现橘皮样变化，且很容易发生不明原因的红肿热痛（图3-3和图3-4）。若发现这些症状，尤其是持续或加重的肿胀，应及时就医。

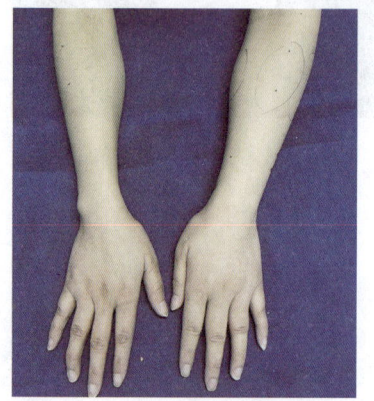

图3-1 早期肢体肿胀

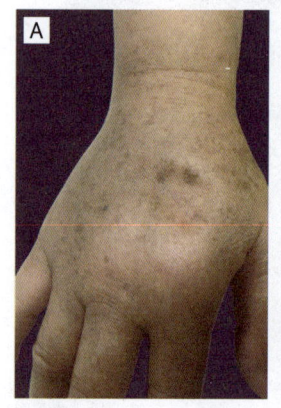

图3-2 皮肤压痕

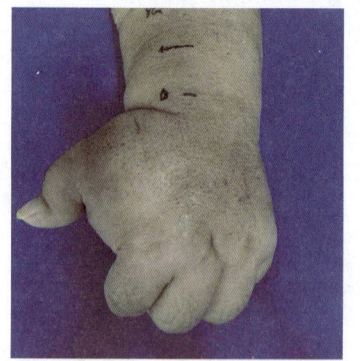

图3-3 皮肤增厚粗糙

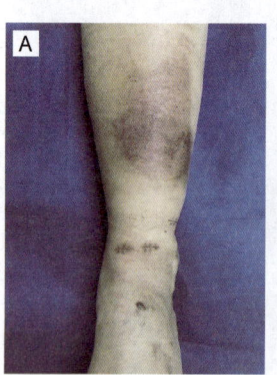

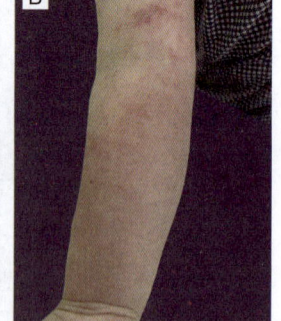

图3-4 皮肤发红

## 淋巴水肿，医学诊断方法全解析

就诊时，医生或治疗师会询问病史，详细了解患者手术、外伤、感染及放疗等病史，家族中是否有类似病例，水肿的诱因、持续时间，服药史，以及是否伴有心、肝、肺、肾等器官功能障碍。这些信息对初步判断病因至关重要。

**1. 体格检查** 通过测量肿胀部位的周径，触诊评估质地、硬度及淋巴结状况，观察皮肤变化，以初步评估水肿的严重程度和性质。

**2. 影像学检查** 彩色多普勒超声、磁共振扫描（MRI）、淋巴造影以及计算机断层扫描（CT）是临床诊断淋巴水肿不可或缺的4种重要工具。它们各自具有独特优势，为医生提供全面、准确的诊断信息。

（1）彩色多普勒超声 以其快捷简便的特点，成为淋巴水肿初步筛查的首选方法。通过超声检查，医生可以清晰地观察淋巴管与淋巴结的形态、结构及血流情况，为后续的诊断和治疗提供有力依据。

（2）MRI 提供高分辨率的详细图像，特别适用于慢性淋巴水肿的评估。MRI能够准确显示水肿的范围、程度以及周围组织的受累情况，为医生制定个性化的治疗方案提供重要参考。

（3）荧光淋巴造影 是一种直接显示淋巴管通畅性的检查方法。通过向淋巴管内注射造影剂，医生可以清晰地观察淋巴管的走行、形态及功能状态，从而准确判断淋巴水肿的病因和严重程度。

（4）CT 在淋巴水肿的诊断中，CT扫描主要起到辅助确定水肿范围的作用。通过CT扫描，医生可以全面了解水肿的分布情况，为手术或药物治疗提供精确的定位信息，并有助于修改和完善治疗方案。

**3. 实验室检查** 血常规、血生化及血清蛋白测定等有助于判断是否存在感染、贫血或蛋白代谢异常，为诊断提供额外信息。

## 淋巴水肿与其他水肿，如何进行区分

在淋巴水肿的确诊过程中，医生需细致排查其他可能引发水肿的因素，因淋巴水肿初期症状易与其他类型水肿混淆。以下是9种常见水肿及其与淋巴水肿的

区别。

1. **心源性水肿** 源于心脏功能减退，尤其是右心衰竭。水肿多始于双下肢远端，呈凹陷性，一般是双脚肿胀，早上轻，晚上重，抬腿会好转。通过评估心脏功能可鉴别。

2. **肾源性水肿** 常见于晨起时眼睑及颜面，后扩展至全身。水肿凹陷且易移动，伴尿液异常（如蛋白尿、血尿）及高血压、肾功能损害。通过尿常规、肾功能检查等可确诊。

3. **肝源性水肿** 多见于肝硬化晚期，先出现腹水后下肢水肿，水肿同样凹陷，并伴黄疸、蜘蛛痣等肝病体征。肝功能及影像学检查有助于诊断。

4. **营养不良性水肿** 长期营养不足或慢性疾病消耗所致，伴有全身水肿、皮肤松弛、体重减轻、贫血。通过血清白蛋白及血常规检测可辅助诊断。

5. **黏液性水肿** 由甲状腺功能减退引起，水肿凹陷且皮肤粗糙增厚，面色不佳。甲状腺功能检查可明确。

6. **药物性水肿** 特定药物（如降压药、激素）不良反应，停药后可缓解。医生会根据用药史进行评估。

7. **特发性水肿** 原因不明，多见于女性，可能与内分泌相关，表现为周期性下肢水肿，与体位、月经周期相关，检查多无异常。

8. **慢性静脉曲张及静脉瓣膜功能不全** 发生在双下肢，病史长，伴有皮肤色素沉着。

9. **急性深静脉血栓** 发生在单侧肢体，伴有疼痛。通过超声可以诊断。

综上所述，淋巴水肿的鉴别需综合考虑患者病史、体格检查及多项实验室与影像学检查结果。通过细致分析，医生能够准确区分淋巴水肿与其他类型水肿，为后续治疗提供科学依据。

## 淋巴水肿，严重程度如何分

淋巴水肿的分期不仅是评估病情严重性的关键，也是制定个性化康复护理方案的基础。目前，国际上广泛采用的是国际淋巴学会（ISL）制定的淋巴水肿分期标准，同时也有其他基于量化测量的分级方法作为补充。

### 1. 国际淋巴学会(ISL)淋巴水肿临床分期标准(2020版)

(1)0期(潜伏期或亚临床期) 患者淋巴系统功能已受损,组织液成分发生细微变化,可伴有主观不适,但外观上肿胀尚不明显。

(2)1期(凹陷性水肿期) 表现为蛋白质含量较高的液体在组织中初步积聚。其显著特点是手指按压肿胀肢体呈凹陷性,水肿在肢体抬高后能显著消退,体现淋巴回流的部分障碍。

(3)2期(中度水肿期) 随着病情进展,肢体抬高对减轻肿胀的效果减弱。2期早期,皮肤还能出现明显的凹陷性水肿;至2期晚期,由于脂肪堆积和纤维化的加重,按压肢体可能不再出现明显凹陷,抬高肢体也不会减轻水肿。

(4)3期(重度水肿期,象皮病) 此阶段最为严重,水肿不再凹陷,肢体异常增粗,伴随营养性皮肤病变,皮肤变硬、反应迟钝,如棘皮症、皮肤增厚、颜色及纹理改变,以及显著的脂肪和纤维化沉积,甚至可能出现疣状增生,严重影响患者的生活质量(图3-5)。

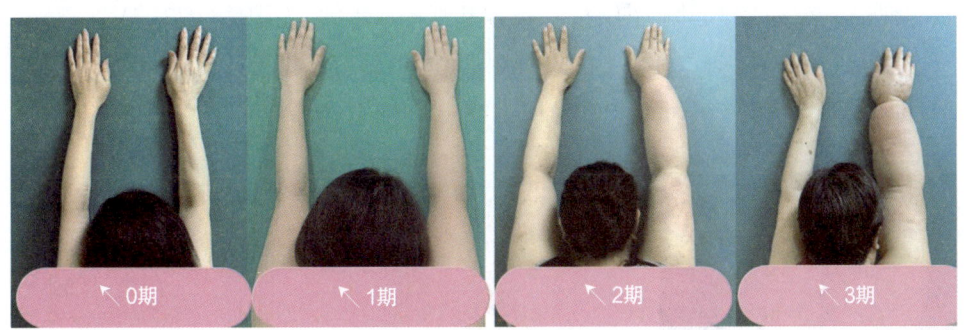

图3-5 国际淋巴学会淋巴水肿临床分期标准

### 2. 其他分级标准

除了ISL标准,临床常用基于上肢臂围或体积来分级乳腺癌相关淋巴水肿。例如,美国物理治疗协会提出的分级方法,以患侧与健侧上肢的围度差为依据:<3cm为轻度水肿,3~5cm为中度水肿,>5cm则为重度水肿。这种方法直观易行,有助于量化评估水肿程度。

值得注意的是,实际临床中,医生会综合考量患者的症状、体征、病史及各项检查结果,以实现对淋巴水肿严重度的全面而准确的判断,进而制定最适合患者的治疗方案。对于淋巴水肿患者而言,及时了解自己的分期情况,积极配合治疗

与康复护理,是控制病情、提高生活质量的重要途径。

# 淋巴水肿,自我检查小妙招

对于淋巴水肿康复护理的初学者及患者,居家期间自我监测水肿的变化是维护健康的重要一环。以下是简明易懂的自我检查四步法。

**1. 细致观察**

(1)肢体形态对比　双手伸直或交叉抱胸,仔细观察并对比两侧肢体的大小、形状,注意是否有明显的肿胀或不对称(图3-6)。

(2)皮肤检查　仔细检查皮肤的颜色(是否泛红)、质地(是否干燥粗糙)及完整性,留意指甲周围的健康状态,避免不当修剪引起感染。

**2. 轻柔触压**

(1)Stemmer征测试　用拇指和示指轻轻捏起手指或脚趾根部的皮肤,评估皮肤的弹性。若易于捏起则为阴性;难以捏起则提示水肿,为阳性(图3-7)。

(2)Pitting征检查　用指腹深压水肿部位约10s后迅速松开,观察是否留下凹陷,即"指凹性水肿",这是淋巴水肿分期的一个标志(图3-8)。

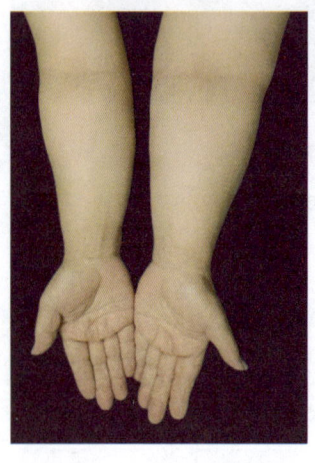

图3-6　肢体形态对比

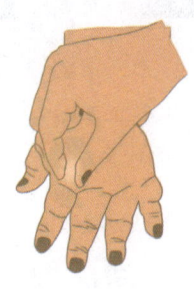

图3-7　Stemmer征

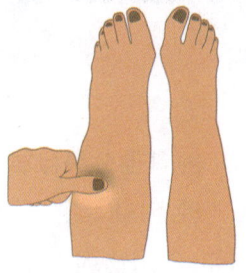

图3-8　Pitting征

### 3. 精准测量与记录

（1）测量周径　定期使用软尺，在固定的体位下，取固定的测量位点（如上肢的掌指关节、虎口、腕关节及其上方多个固定点；下肢则从脚掌、足背、外踝至大腿多个部位）准确测量并记录。注意保持测量条件的一致性。

（2）对比差异　将患侧与健侧肢体的测量数据对比，若差异超过2cm，应及时向医生报告。

### 4. 日常管理与随访

（1）关注症状　留意身体是否出现酸胀、疼痛、麻木等不适，一旦加重或出现新症状，立即与医生沟通。

（2）抬高患肢　休息或睡眠时，用枕头或被子垫高患肢，促进血液及淋巴液回流，减轻水肿（图3-9）。

（3）适度运动　在医生指导下进行适合的康复运动，有助于增强肌肉泵功能，促进淋巴液循环（图3-10）。

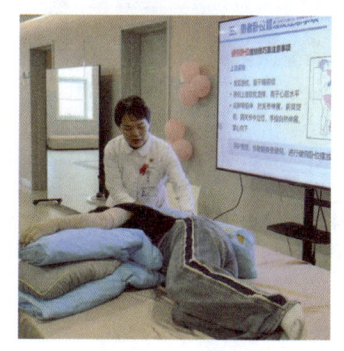

图3-9　抬高患肢

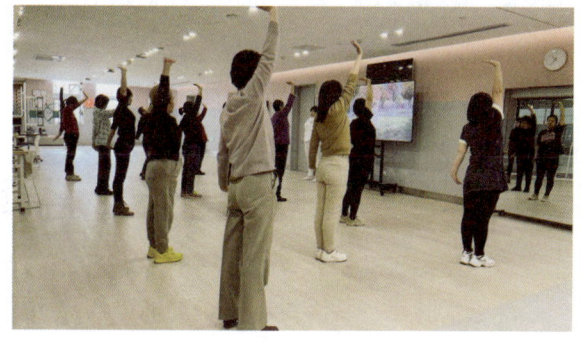

图3-10　康复运动

（4）定期随访　定期与主治医生联系，反馈病情进展，及时调整治疗方案。面对肿胀加重、疼痛、感染等紧急情况，应迅速就医（图3-11）。

综上所述，通过系统的观察、触压、测量与记录，结合日常的自我管理和定期的医学随访，能够更有效地监控淋巴水肿患者的病情，促进康复进程。

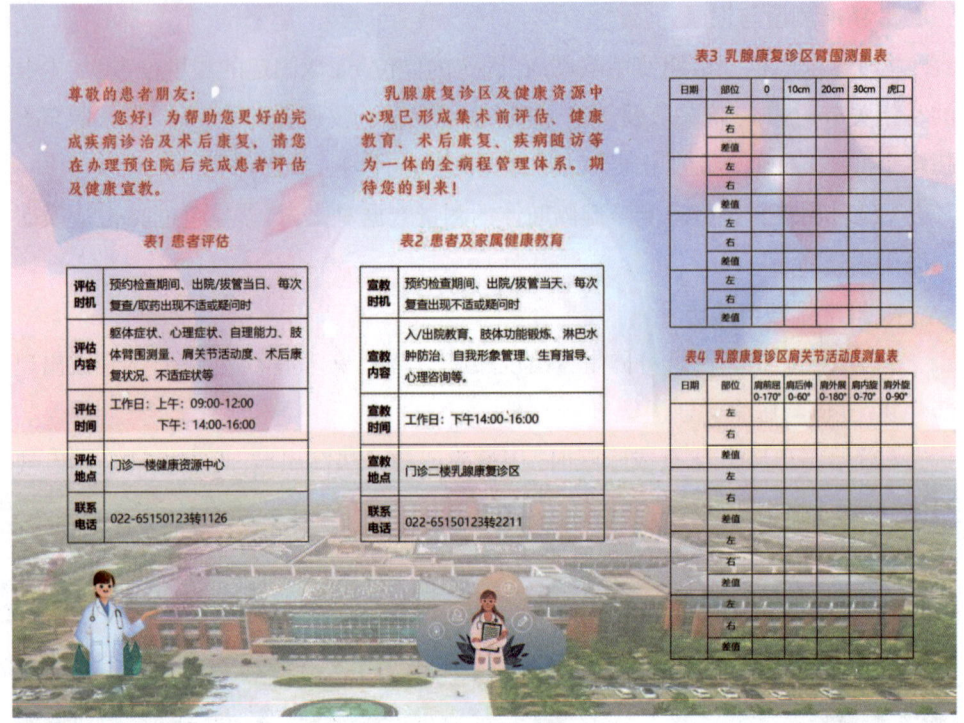

图3-11 随访手册

## 量一量,淋巴水肿早知道

淋巴水肿是一种因淋巴系统功能障碍导致的慢性肿胀现象,定期监测肢体周长是评估病情变化和治疗效果的重要方法。以下为您详细介绍如何正确进行这一步骤。

**1. 准备阶段** 准备一条质地柔软且不易变形的卷尺,选择精度能达到0.1cm的型号,以确保测量的精确性。

**2. 确定测量点** 对于上肢,建议选择几个关键部位进行测量,包括但不限于:虎口(拇指与示指之间的凹陷处)、腕横纹、肘横纹、肘横纹下10cm、肘横纹上10cm、上臂根部(平腋窝处)。这些点能够全面反映上肢的肿胀情况。

**3. 测量技巧** 患者需采取舒适放松的姿势,上肢自然下垂或下肢平放,避免肌肉紧张影响测量结果。

测量时，将卷尺轻轻环绕于选定位置，确保水平且与皮肤紧密接触但不压迫，以获得最准确的周长数据。读取卷尺上与0刻度对齐的数值，并准确记录（图3-12~图3-19）。

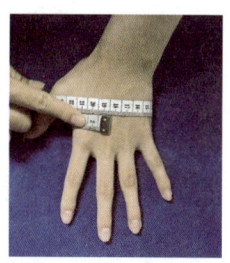
图3-12 虎口测量

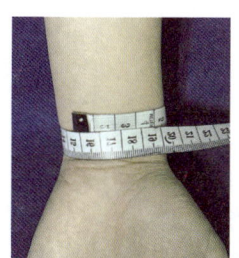
图3-13 腕横纹测量

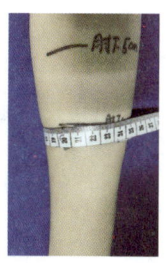
图3-14 肘横纹下10cm测量

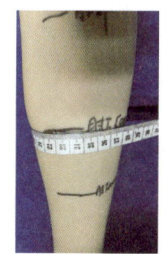
图3-15 肘横纹下5cm测量

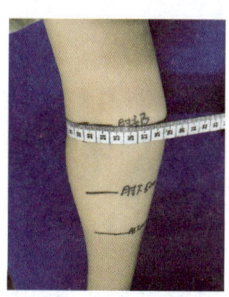
图3-16 肘横纹测量

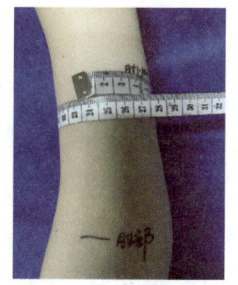
图3-17 肘横纹上10cm测量

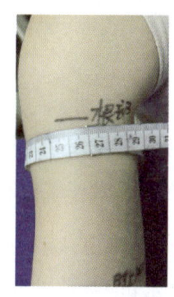
图3-18 腋窝根部测量

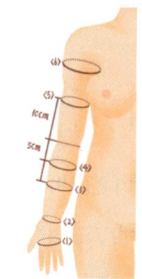
图3-19 上肢测量点位

**4. 双侧对比** 完成患侧测量后，采用同样的方法和测量点，对健侧肢体进行周长测量。对比两侧数据，正常情况下差值应较小且稳定。若发现差值逐渐增大，可能预示着淋巴水肿的进展，需及时咨询医生。

**5. 测量频率** 治疗初期或病情波动时，建议每周测量1~2次，以便及时调整治疗方案。随着病情稳定，可适当减少测量次数，如每月1次，但仍需持续监测以防复发。

**6. 记录与分析** 建立详细的测量记录本，记录每次测量的日期、部位及具体数值。定期回顾这些数据，观察变化趋势，不仅有助于自我监测，也为医生评估治疗效果提供了重要依据。

**7. 注意事项** 确保每次测量都在相同条件下进行，包括测量时间、体位和卷

尺的使用方式,以提高数据的一致性。如有任何疑问或发现异常,应及时与医疗团队沟通,以获得专业指导。

通过以上步骤,可以有效地监测淋巴水肿的变化情况,为康复护理提供有力支持。

# 四、淋巴水肿的治疗宝典

得了淋巴水肿一定要尽早治疗,不要拖延。淋巴水肿的治法方法很多,主要可归纳为保守治疗与手术治疗两大类别。保守治疗涵盖药物疗法、物理疗法及生活方式的调整,旨在缓解症状、促进淋巴液回流;而手术治疗则针对特定病例,通过精确干预解决根本问题。选择适合的治疗方案,对于有效控制淋巴水肿、提升患者生活质量至关重要。

## 综合消肿治疗,多管齐下

综合消肿治疗是20世纪80年代由德国医生Foldi夫妇改进并发展的一套物理治疗技术,是目前应用最广、最安全有效的治疗方法。它是利用人体正常的淋巴通路,引流带走水肿区域的淋巴液,使水肿减轻或消退,肢体体积缩小或恢复正常,并防止有淋巴液继续在肢体集聚。

综合消肿治疗包括皮肤护理、手法引流、绷带包扎、功能锻炼四部分。在淋巴水肿的消肿期,综合消肿治疗在医院由专业的治疗师完成;消肿后进行居家巩固治疗,患者可以居家进行自我手法引流、绷带包扎或使用压力臂套、皮肤护理及功能锻炼,以维持治疗效果,防止复发。

1. **皮肤护理**

(1)注意保持皮肤的完整性,避免晒伤,避免蚊虫叮咬,在进行可能造成皮肤损伤的工作时戴上手套,避免在患侧肢体进行各种注射。一旦有皮肤破裂,淋巴液漏出,破损的皮肤表面要给予覆盖吸水的敷料,外面使用低弹性绷带包扎,防止皮肤被浸渍,其间要抬高患肢。

(2)每天检查皮肤是否有发红或破损。当患肢皮肤出现皮疹、发红、发热、肿胀、疼痛,甚至寒战、体温升高,说明发生了感染,即淋巴管炎(丹毒)或蜂窝织炎。此时,避免按摩、加压,抬高患肢,限制活动,及时到医院就医,并应用抗生素治疗。

(3)做好皮肤清洁保湿。保持皮肤清洁,特别注意手指,脚趾缝隙间的清洁干燥,避免真菌感染。注意皮肤保湿,应选用含矿物油清洁剂或甘油皂,每天使用pH5.5~6的润肤剂。干燥硬化皮肤选用10%尿素软膏或绵羊奶膏(图4-1)。

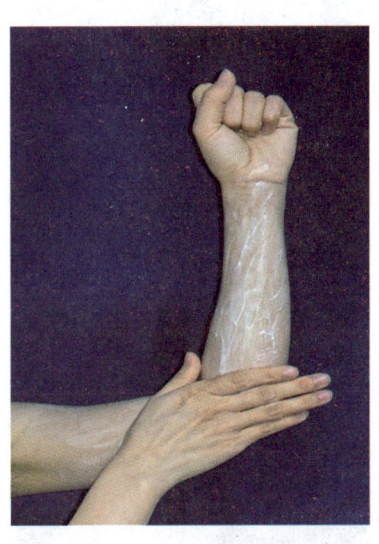

图4-1 皮肤护理

2. **手法引流** 这是一种轻柔的按摩疗法,按淋巴液流动的方向,帮助身体排出淤积的液体。手法引流可促进淤滞的组织间液进入淋巴管系统,并引导淋巴液一节一节地向近心端流动,最后回到静脉循环。此外,手法引流还能减轻组织的硬化,增加患部的免疫防御功能,减少感染。作为综合消肿治疗的一个重要部分,手法引流能够促进淋巴回流代偿通道的建立,减轻肢体的肿胀,促进淋巴回流。

手法引流重点是要掌握正确的方向、顺序、频率、压力。手法引流与普通按摩的区别是它轻柔缓慢,具有方向性和流动性。用力过大或太快可能压伤淋巴管,反而加重水肿,因此操作时一定要轻柔(图4-2)。手法引流有促

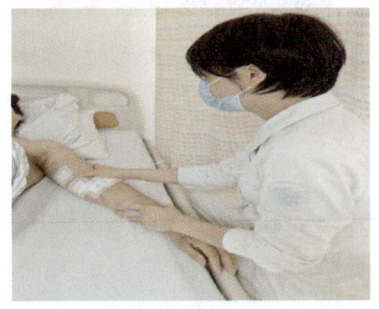

图4-2 手法淋巴引流

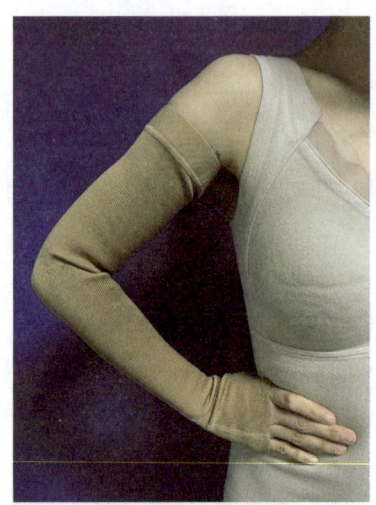

图4-3  压力袖套

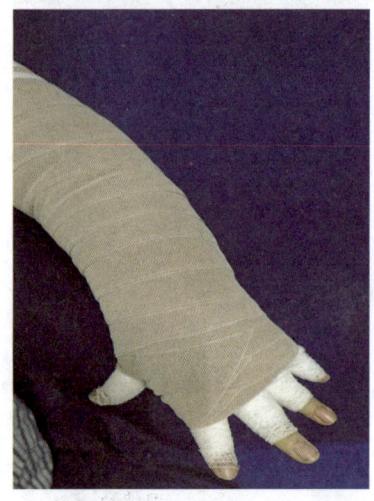

图4-4  多层低弹力绷带加压包扎

进淋巴液流动的作用,但不持久。手法引流后需要压力疗法维持巩固回流效果。切记皮肤发红、发热、皮疹、急性血栓形成、心肾功能衰竭者,不可进行手法引流。

**3. 压力治疗**  是采用特制的绷带套装,特定压力和尺寸的压力服装治疗淋巴水肿的方法(图4-3),它是综合消肿治疗的重要环节。

多层低弹力绷带加压包扎为压力治疗的主要方法,一般用于消肿期。压力绷带的使用是在手法引流后进行,使用压力绷带前需要在患肢涂抹润肤乳,提高皮肤锁水能力,避免皮肤干燥及皮疹的发生,一般选择pH5~6为弱酸性为宜。淋巴水肿包扎的绷带需要使用低弹性的绷带。这种绷带在休息时不紧绷,运动时会产生较高的压力(图4-4),淋巴管因为运动时肌肉收缩产生的高压而加强蠕动,带走更多的淋巴液,发挥消肿的作用。

压力服装一般用于淋巴水肿的预防和绷带包扎消肿后的维持治疗,压力服装的款式和压力选择需要由专业人员评估患肢情况后决定。注意:①穿弹力袜或弹力袖套时要确保袜口和袖口不卷边,否则可能压住淋巴管;②如果白天使用弹力较高的压力衣(圆织压力衣),晚上需要脱下。

**4. 功能锻炼**  肢体在运动状态下会对患肢软组织产生一定的压力或驱动力,达到协助淋巴管完成输送功能的动力作用。不同类型的运动,包括游泳、阻力运动、瑜伽、伸展运动、气功、普拉提、有氧运动和重力抵抗运动,均能安全、有效地改善淋巴水肿的症状。上肢淋巴水肿的功能训练包括扩胸、握球、滑轮、摸高、梳头、手臂摇摆旋转等(图4-5);下肢日常训练包括坐位交替抬腿、站立位踮脚、卧床蹬车、侧卧抬腿、仰卧两腿交叉摆动。

功能锻炼的注意事项：先做较轻的运动，逐渐增加运动量；避免大幅度动作，如急转和过度屈伸；避免剧烈运动如用力挥手，避免肌肉过度疲劳，以不引起疼痛为宜。如果不方便外出，可以在家练习踮脚、抬腿等简单动作，每次15min，促进血液循环。功能锻炼时需要包扎绷带或穿戴压力衣。

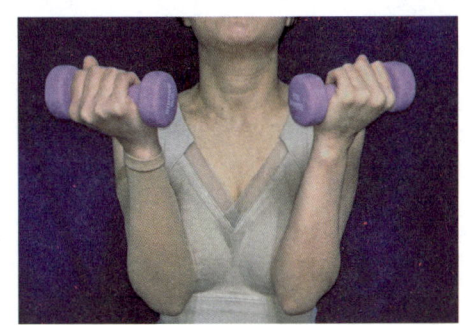

图4-5 抗阻运动

## 气压治疗，轻松消肿

间歇充气加压治疗简称气压治疗，是使用专用的淋巴水肿压力泵，通过对肢体施加周期性的空气压力，促进体液循环，从而缓解因循环受阻导致的水肿、疼痛、酸胀和沉重感等临床症状的方法。这种泵设有专门治疗水肿的模式，包括几个向心性序贯加压阶段，从肢体近端开始，加压与放松交替，逐渐到远端，再由远端序贯加压到近端，模拟手法淋巴引流（图4-6）。一般认为此法可以显著减少淋巴水肿的程度。

需要注意的是，使用间歇充气加压，要保证采用正确的技术和压力，压力选择要考虑使用部位、患者的耐受力和对治疗的反应。一般采用的压力为30~60mmHg，每日0.5~2h。注意观察肢体根部有无水肿加重，比如腋下和大腿根部，下肢淋巴水肿者要注意外生殖器有无水肿。使用压力泵要谨慎，一定要在专业治疗师指导下购买及使用。

**1. 优点** 气压治疗无创、无痛，患者易于接受。它能有效地减轻淋巴水

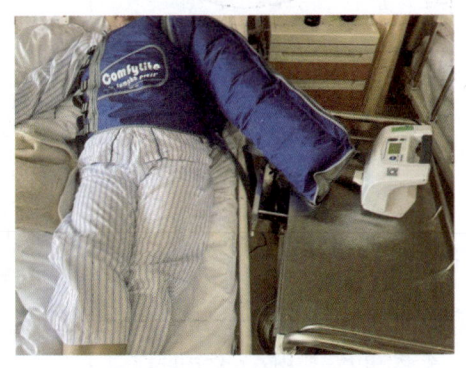

图4-6 间歇充气加压治疗

肿,提高患者生活质量。同时,治疗过程轻松舒适,患者可在家中自行操作。

**2. 缺点** 需正确选择压力,避免压力过高导致损害或压力过低影响效果。治疗前需进行专业评估,确保安全有效。此外,对于某些特殊部位的水肿,如外生殖器,需特别谨慎使用。

## 肌内效贴,延续消肿

肌内效贴,作为一种创新的治疗手段,凭借其独特的设计原理,在促进淋巴循环、持续消肿方面展现出显著疗效。专业治疗师精准把握淋巴系统的走向,巧妙地运用特定贴布,施以恰到好处的拉力进行皮肤粘贴,对于淋巴水肿初期患者的缓解作用尤为突出(图4-7和图4-8)。此方法不仅操作简便,患者接受度高,而且作用效果持久,极大地提升了患者的舒适度与生活质量。然而,值得注意的是,在享受肌内效贴带来的便利的同时,需密切关注个体对贴布的适应性,及时发现并处理任何可能的过敏反应,确保治疗安全无忧。

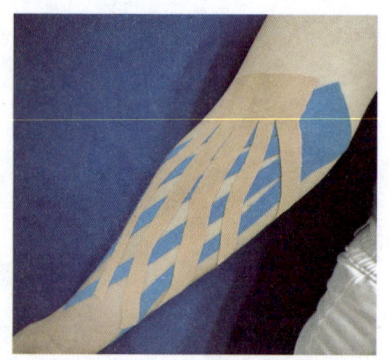

图4-7 肌内效贴

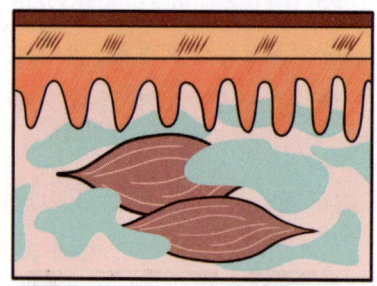

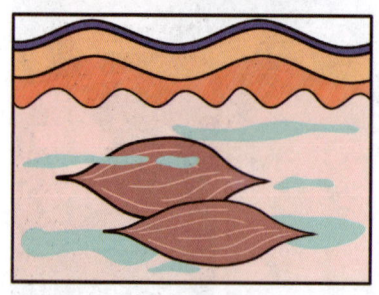

图4-8 肌内效贴作用原理

**1. 作用与优点**

(1)保护肌肉骨骼 肌内效贴能够给予肌肉骨骼系统额外的支持,有助于减少运动损伤的风险。

(2)促进改善运动功能 通过贴扎时不同的方向和拉力以及贴布在肢体动作过程中与软组织的交互作用,肌内效贴可以支持、训练或放松软组织,从而促进改善运动功能。

(3)缓解疼痛与肿胀 肌内效贴能够减

轻水肿、改善循环、减少局部炎症反应，从而有效缓解疼痛和肿胀。

（4）广泛适用性　在临床中，肌内效贴可应用于颈部肌肉紧张、落枕、腰椎间盘突出症、网球肘、肩周炎、踝关节扭伤等多种骨科疾患及运动损伤。同时，它也可应用于神经系统疾病和周围神经损伤等。

（5）安全便捷　肌内效贴无创无痛，操作便捷，且无药物成分，治疗相对安全。

**2. 缺点**

（1）过敏反应　部分患者可能对肌内效贴布的成分过敏，导致出现疼痛、红肿等症状。

（2）撕扯不当的风险　如果在使用肌内效贴布时出现撕扯不当的情况，可能导致肌肉损伤，从而引起疼痛。

（3）使用限制　对于恶性肿瘤、蜂窝织炎、感染伤口、开放伤口、深静脉血栓等情况，以及孕妇和对肌内效贴布过敏的人群，不宜使用肌内效贴。

（4）可能的不良反应　如果肌内效贴布使用不当，如扎贴时间过长、皮肤清洁处理不当、胶布拉力过大等，也可能导致皮肤受损、起泡等不良反应。

综上所述，肌内效贴在保护肌肉骨骼、促进运动功能、缓解疼痛与肿胀等方面具有显著优点，但也存在过敏、撕扯不当等潜在风险和使用限制。因此，在使用肌内效贴时应遵循专业指导原则，确保安全有效。

## 远红外热疗，温暖消肿

远红外热疗是利用远红外射线和微波辐射对人体皮肤产生热效应的原理进行治疗。治疗时将患肢置于设置好温度的仪器箱内，皮肤温度达到39~41℃，安全舒适。远红外热疗后，再用弹力绷带包扎，此方法又称"烘绑疗法"，可以减轻肢体肿胀，改善皮肤弹性。远红外热疗后产生的热效应和生物学效应也能够刺激机体免疫功能，提高局部免疫应答能力，减少急性淋巴管炎的发生。

该治疗方法可以在早、中期淋巴水肿治疗中起到不错的效果。烘绑疗法能够减轻肢体淋巴水肿，缩小患肢周径和体积，改善皮肤弹性和局部组织环境，降低丹毒的发作频率。烘绑治疗结束后，应采用弹性材料加压包扎、功能锻炼及皮肤护

理等措施，这是整个治疗过程不可缺少的重要环节。

**1. 优点** 治疗过程安全舒适，无创伤，患者易于接受；能全面改善患肢状况，提高生活质量。

**2. 缺点** 治疗效果可能因个体差异而有所不同；需多次治疗才能达到理想效果；治疗后需配合其他措施，如加压包扎、功能锻炼等，以确保疗效持久。

## 冲击波治疗，联合消肿

体外冲击波治疗联合综合消肿治疗在中、重度淋巴水肿的治疗中展现出显著疗效。体外冲击波治疗通过高能冲击波作用于患处，有效改善肢体的周径、体积及皮肤厚度，促进淋巴液循环，分解硬化的纤维组织，使皮肤纹理变得更加柔软。联合综合消肿治疗，如徒手淋巴引流、低弹力绷带加压包扎等，能进一步提升治疗效果，增强患者的主观感受。

**1. 优点** 体外冲击波治疗作为一种非侵入性治疗手段，具有安全、无创、高效等优点，能显著缓解淋巴水肿症状，如皮肤纤维化，促进淋巴回流。联合综合消肿治疗，效果更显著。

**2. 缺点** 体外冲击波治疗可能伴随轻微的不适，如疼痛、肿胀等，通常这些反应在治疗后会逐渐缓解。此外，对于某些特定患者群体，如存在严重心血管疾病或未控制的糖尿病患者，体外冲击波治疗可能不适用。

综上所述，体外冲击波治疗联合综合消肿治疗在中、重度淋巴水肿的治疗中展现出广阔的应用前景，但需在专业医生指导下进行，确保治疗的安全性和有效性。

## 低强度激光，能量消肿

低强度激光疗法，一般采用5~500MW功率的激光，通过光生物刺激作用，激活淋巴引流通路，促进淋巴管生成，增加淋巴液流动，从而有效改善淋巴水肿引起的肿胀、疼痛和感觉障碍。低强度激光不仅加速静脉和淋巴管再生，还能预防组织纤维化，为淋巴水肿患者提供显著的治疗效果。

**1. 优点** 低强度激光具有无创、无痛、无感染风险的特点,适合年老体弱者和儿童患者。它不仅能减轻水肿,还能促进伤口愈合,提高患者的生活质量。此外,低强度激光与其他治疗方法相结合,如综合消肿治疗,效果更佳。

**2. 缺点** 低强度激光的治疗效果可能因个体差异而异,且需要专业人员监控操作,以防皮肤反应。同时,治疗周期可能较长,需要患者耐心配合。对于某些严重或复杂的淋巴水肿病例,低强度激光可以作为辅助治疗手段,而非唯一治疗方法。

## 中医智慧,助力消肿

中医认为,淋巴水肿发病的主要病因为气滞血瘀。手术损伤脉络,气阴两虚,气血运行不畅,致水液停滞,溢于肌肤而生水肿。其治疗机制在于温阳益气、活血化瘀、健脾利湿等,有中药口服、湿敷、熏洗、浮针、艾灸(图4-9和图4-10)等多种方法内外合治淋巴水肿,达到机体阴平阳秘的疗效。

随着近年中医中药在治疗淋巴水肿方面的研究越来越多,有充分的证据显示复方中药通过多味药物组成及其协同作用,如复方中药"淋巴方"当归芍药散加味,在治疗淋巴水肿方面取得了一定的效果。此外,益气化瘀利水汤内服,四妙勇安汤内服加湿敷,加味补阳还五汤联合空气压力泵治疗,以及艾灸、刺络拔罐(图4-11)、推拿等中医疗法对淋巴水肿均有疗效。中医疗法一定要由专业中医师辨证施治,不可自行盲目处理。

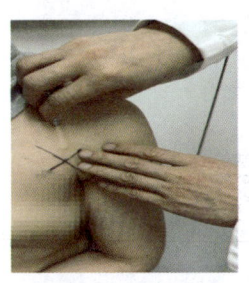

图4-9 浮针

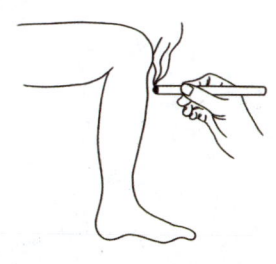

图4-10 艾灸

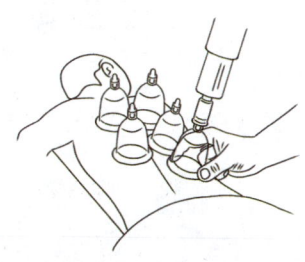

图4-11 拔罐

## 手术治疗，快速消肿

手术治疗是通过增加淋巴液流入静脉或缩小患肢的体积，达到快速消肿的目的。增加淋巴液流入静脉的手术方式包括淋巴结浅静脉吻合、淋巴管浅静脉吻合、带淋巴管或淋巴结的皮瓣移植等显微淋巴手术等。通过精细的操作，为淋巴液开辟新的流通路径，尤其适用于早期凹陷性水肿或保守治疗无效的患者。这类手术除了要求医生具备高超的显微外科技术，以确保手术的成功率和患者的安全，还应该严格掌握适应证。早期凹陷性水肿为最佳手术期，或者在保守治疗无效时考虑。缩小患肢体积的手术方式包括脂肪抽吸和病变组织切除等，适用于晚期肢体纤维化明显、淋巴管广泛闭塞和脂肪沉积严重的病例。这些手术通过去除多余的脂肪和病变组织，直接减小患肢体积，从而改善患肢的外观和功能。但是，外科治疗术后还需要维持一定时期的保守治疗保证治疗效果，并不是做了手术就可以一劳永逸。

**1. 优点**　手术治疗能快速、显著地减轻淋巴水肿，提高患者的生活质量。对于某些特定类型的淋巴水肿，手术可能是唯一有效的治疗方法（图4-12～图4-16）。外科治疗术后还需要维持一定时期的保守治疗以保证治疗效果，并不是做了手术就可以一劳永逸。

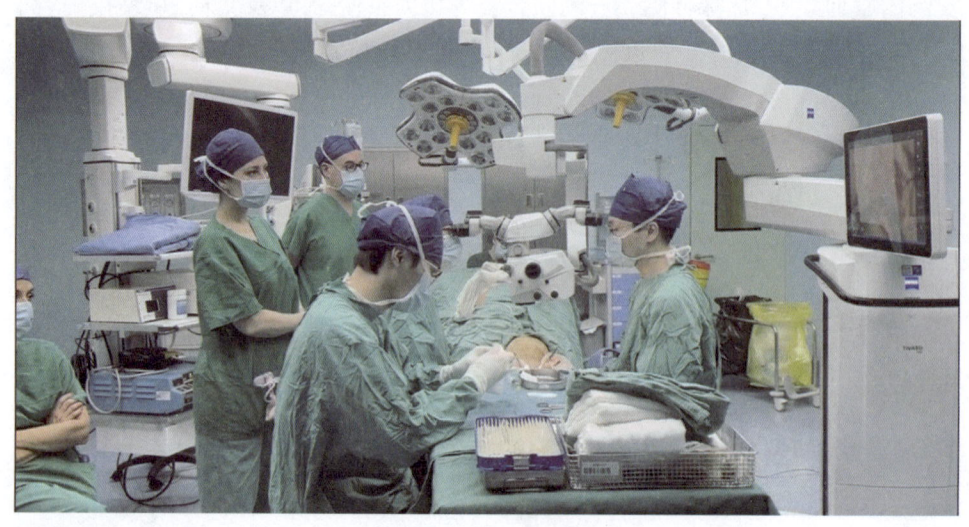

图4-12　手术治疗

**2. 缺点** 手术风险较高，患者需要承担一定的手术痛苦和恢复期的不适。此外，手术治疗并非适用于所有淋巴水肿患者，需严格掌握适应证，避免不必要的手术风险。

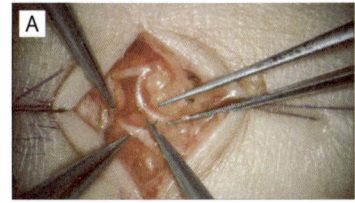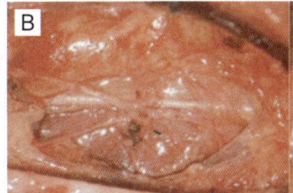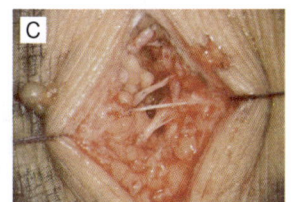

图4-13 淋巴静脉吻合术

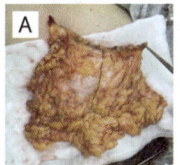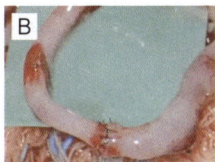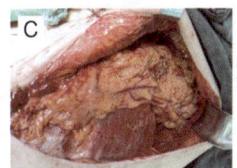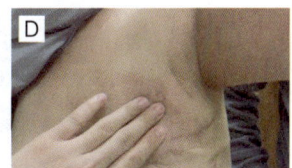

图4-14 游离大网膜腋窝重建

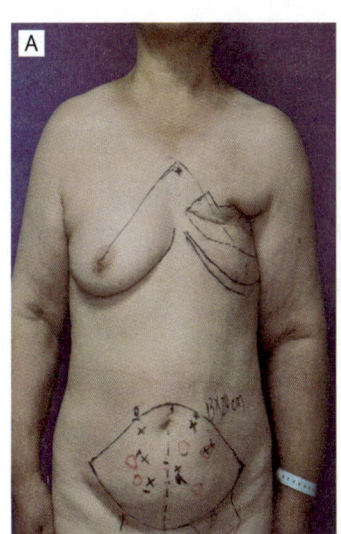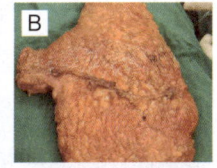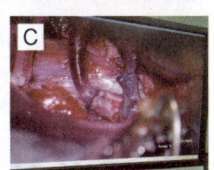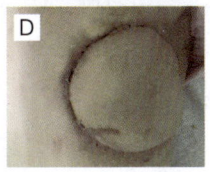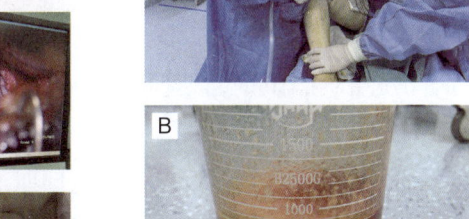

图4-15 腹壁下动脉穿支皮瓣联合腹股沟淋巴结移植　　　图4-16 脂肪抽吸术

29

## 药物治疗，辅助消肿

在淋巴水肿的综合治疗中，药物治疗虽非主角，却扮演着不可或缺的辅助角色。目前，针对淋巴水肿的特效药物尚不多，但某些药物如利尿剂、抗炎药等，能在一定程度上缓解水肿、减轻炎症，为患者带来舒适。然而，这些药物需与其他治疗手段如物理疗法、手法按摩等紧密结合，才能充分发挥其疗效。

**1. 优点**　药物治疗操作简便，患者易于接受，且能在一定程度上减轻症状，提高生活质量。

**2. 缺点**　药物治疗效果相对有限，且可能伴随不良反应，如利尿剂可能导致的电解质紊乱等。因此，在使用时需严格遵循医嘱，确保安全有效。

### 1. 常用的西药及其作用

（1）利尿剂　利尿剂可以促进液体排出，减轻肢体的肿胀程度，但长期使用会出现一些不良反应，其中最为严重的是导致水、电解质平衡失调，蛋白质淤积加重，从而加重患肢水肿和纤维化。利尿剂在综合消肿治疗开始前或早期并伴有其他病变时短暂使用，不鼓励长期服用利尿剂。利尿药物可能有助于治疗体腔积液（如腹水、胸腔积液）、蛋白质丢失性肠病，以及那些接受姑息治疗的患者。利尿剂对肿瘤复发转移引起的恶性淋巴水肿可能会短期有效。

（2）苯并吡喃酮　20世纪60~70年代使用的药物，口服苯并吡喃酮可以水解组织蛋白并促进其吸收，减少皮肤纤维化，同时刺激淋巴管运动，但它不能替代综合消肿治疗。同时，该药具有明显的肝毒性，可产生严重的不良反应，目前已经停用。

（3）抗菌药物　在淋巴水肿急性期，为避免感染，加重淋巴水肿，形成恶性循环，可应用抗生素预防感染。对于淋巴回流淤滞结合相关炎症（如蜂窝织炎、淋巴管炎或丹毒），应使用抗生素。通常，这些发作的特征是红斑、疼痛、高热，甚至出现感染性休克。没有全身体征和症状的轻度皮肤红斑并不一定意味细菌感染。如果在最佳综合消肿条件下反复出现肢体感染症状，建议使用预防性青霉素或广谱抗生素。真菌感染是四肢淋巴水肿的常见并发症，可以用抗真菌药物治疗。在大多数情况下，使用温和的消毒剂清洗皮肤，然后使用抗生素和抗真菌霜是有帮助的。

（4）七叶皂苷类药物（迈之灵）　能够降低毛细血管通透性，增加静脉回流，减轻静脉淤血，用于治疗软组织肿胀、静脉性水肿；对于单纯性淋巴水肿效果不明显，对静脉功能障碍引发的静脉-淋巴混合型水肿可能有辅助作用。

（5）黄酮类药物（地奥司明）　用于治疗慢性静脉功能不全和静脉曲张，具有静脉抗炎作用。适用于静脉性水肿或静脉-淋巴混合性水肿，对于单纯性淋巴水肿治疗效果未见报道。

（6）干扰素　治疗淋巴水肿的机制是其可以改善淋巴水肿液体聚集所致的纤维化（即组织变硬），从而改善皮肤状态，减小臂围，提高患者生活质量。但干扰素有一定的不良反应，发热和骨髓抑制为2个比较明确的不良反应，且干扰素治疗淋巴水肿的疗效也需进一步研究。

**2. 常用的中药物及其作用**

（1）淋巴水肿急性期

湿毒外侵证：推荐麻黄连翘赤小豆汤合五味消毒饮加减，清热消毒，利水消肿。

湿浊困阻证：推荐胃苓散合五苓散加减，温阳健脾，利湿消肿。

湿热壅滞证：推荐当归拈痛汤加减，泻下逐水，理气化湿。

（2）淋巴水肿慢性期

淤血内停证：推荐血府逐瘀汤加减，活血化瘀，行气消肿。

瘀滞阻络证：推荐萆薢化毒汤加减，活血化瘀，软坚利湿。

脾养虚衰证：推荐附子理中汤合实脾饮加减，温阳健脾，利水消肿。

肾阳虚损证：推荐肾气丸合真武汤加减，温肾助阳，化气行水。

（3）淋巴水肿并发症期

丹毒：推荐五神汤合萆薢渗湿汤加减，清热，利湿解毒。

蜂窝织炎：推荐仙方活命饮，外用如意金黄散，清热解毒，活血化瘀。

肢体慢性溃疡：推荐八珍汤加减，益气补血。

## 五、淋巴水肿的日常管理技巧
## ——自我手法引流

### 什么是自我手法引流

自我手法引流是淋巴水肿管理的重要方法。患者将手贴于皮肤，按照淋巴液流向进行轻柔、缓慢、重复性按摩，以促进淋巴液回流，预防和减轻肿胀。这种方法尤其适合早期水肿患者，并强调长期坚持以取得最佳效果。

### 自我手法引流有什么好处

1. **缓解水肿**　通过疏通淋巴通道，减少肿胀感。
2. **提升免疫力**　帮助清除组织中的代谢废物，让身体更健康。
3. **经济高效**　省去了反复去医院的时间和费用。

### 自我手法引流与传统按摩，有何不同

1. **目的不同**　自我手法引流的主要目的是促进淋巴液的流动，帮助消除水肿或改善淋巴系统的功能，通常需要在专业人士的指导下进行。传统按摩则更侧重于放松肌肉、缓解疲劳，更多是作为一种保健方法，其应用范围更广泛，包括但不限于促进血液循环、缓解压力等。

2. **方法不同**　自我手法引流通常涉及特定的手法，如按压激活区域淋巴结、进行腹式呼吸以激活腹部淋巴，以及根据淋巴管走向进行按摩引流。这些手法需

要在治疗师的专业指导下,并遵循特定的步骤和原则,如手与皮肤需要直接接触,轻柔地推动皮肤,按淋巴液流动的方向进行引流等。传统按摩则包括多种手法,如推拿、揉捏、敲击等,旨在通过不同的手法以达到放松肌肉、舒缓疼痛的效果。

**3. 应用场景不同** 自我手法引流通常用于特定的医疗条件,如淋巴水肿的治疗或管理,需要在医疗专业人员的指导下进行。传统按摩则更适用于一般的健康保健或康复治疗,可以在没有医生指导的情况下进行,但最好由专业按摩师执行,以确保安全性和有效性。

## 自我手法引流,适合你吗

自我手法引流适用于早期或中期淋巴水肿(0~Ⅱ期)的患者,特别是因淋巴液流通受阻导致的肿胀、疼痛、沉重感或活动受限等症状的人群。对于早期阶段(如0期)的患者,这种方法可以起到预防水肿加重的作用;对于Ⅰ~Ⅱ期患者,则有助于缓解症状。需要注意的是,自我手法引流仅适用于未合并感染、皮肤破损或急性炎症的情况,严重者需在专业人员指导下进行个性化治疗。在选择进行自我手法引流前要去医院进行专业的评估和指导。

## 这些情况,不能做自我手法引流

**1. 心血管疾病患者、极度衰弱者、年老体弱者** 这类人群由于身体状况可能无法耐受引流治疗或存在较高的治疗风险。

**2. 有咯血、发绀、严重呼吸衰竭、颅内压高、椎动脉狭窄等症状者** 咯血患者在进行体位变化的过程中可能导致血块进入肺内,增加感染风险;发绀患者可能由于引流导致病情加重;严重呼吸衰竭者可能因肺部压力增加和呼吸负荷加重导致症状加重;颅内压高者可能因液体流向颅内而使症状加重;椎动脉狭窄者可能因血液大量流向脑部而增加椎动脉破裂风险。

**3. 其他** 心源性水肿、严重肾功能衰竭、深静脉血栓、恶性肿瘤治疗期、急性感染期等。在这些情况下进行手法引流可能加重病情或引发其他不良后果。

## 自我手法引流，顺序很重要

（1）先按摩疏通淋巴结为淋巴引流做准备。

（2）应先将健康区域淋巴液排空，再引流水肿区域淋巴液到健康区域。

（3）水肿区域需要先引流近心端，再引流远心端。

（4）根据淋巴管走向进行按摩引流，即由远心端向近心端方向按摩。

## 自我手法引流为什么要缓慢

自我手法引流之所以要缓慢，主要是基于以下3个原因。

**1. 淋巴系统的特性** 淋巴系统是人体相对独立的第二套循环系统，淋巴液是一种比血液更黏稠和流动更慢的液体，缓慢的手法有助于淋巴液的有效流动和排空。

**2. 减少皮肤刺激** 缓慢、轻柔的手法可以减少对皮肤的刺激，避免皮肤发红和毛细淋巴管受损，从而提高患者的舒适度和安全性。

**3. 提高引流效果** 通过缓慢的手法，可以更细致地按摩淋巴管，帮助机体将多余的液体有效地引流至健康区域淋巴系统，从而减缓水肿的程度。

综上所述，自我手法引流时采用缓慢的手法是非常重要的，它有助于减少损害、提高引流效果，并遵循淋巴系统的自然流动规律。

## 为何没有水肿的部位也需要引流

对没有发生水肿的部位进行引流，可以促使淋巴结和淋巴管的排空，使得水肿区域的淋巴液可以更有效地引流到健康区域，建立新的淋巴回流途径，帮助促进水肿区域的液体排出。

## 自我手法引流，时长有讲究

自我手法淋巴引流的治疗时间应根据具体情况合理安排，一般建议每次治疗持续10~20min，每日可进行2~3次。手法引流注重节奏性和持续性，动作需轻柔、缓慢，以促进淋巴液的流动而不增加淋巴系统负担。尽量选择在身体放松、环境安静的条件下进行，以提高治疗效果。引流过程中可结合深呼吸和简单的肢体运动来加强淋巴液的回流。最重要的是坚持长期规律地进行治疗，以逐步改善淋巴循环，缓解水肿症状并维持疗效。

## 自我手法引流后，这些情况要注意

自我手法引流除了减轻肢体肿胀，提高免疫力，还可能在手法引流后出现尿量增多，排尿次数增加的情况。这是因为引流后，大量液体重新进入循环，并排出体外，属于正常情况，您不用担心。

## 上肢自我手法引流，轻松上手

自我手法引流是一种促进淋巴液流动、减轻淋巴水肿的有效方法。引流前先洗净双手并确保双手温暖，这有助于放松皮肤和淋巴管，然后按照淋巴液流向的顺序进行引流。具体操作步骤如下。

第1步：在进行手法引流前先进行深呼吸训练，双手放于胸前，打开双手，在充分伸展双上肢的同时深吸气，使腹部及胸部隆起，充分打开胸腔及腹腔。然后将双手回收于胸前，同时收缩腹部、缩唇呼气，以排空身体的余气。重复上述动作3~5组（图5-1）。

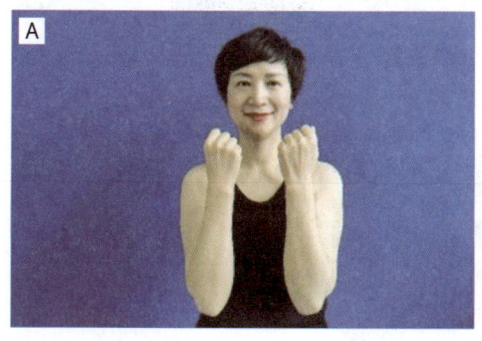 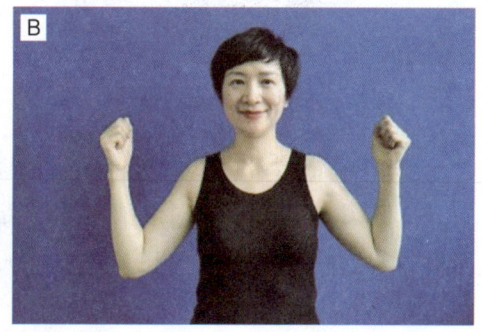

图5-1　深呼吸训练

第2步：双手交叉放于锁骨上窝区域，开始进行定点打圈按摩10组（图5-2）。

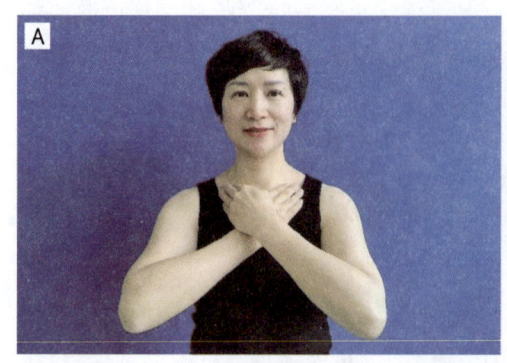
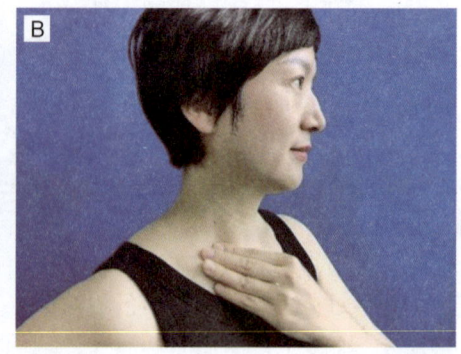

图5-2 按摩锁骨上窝淋巴结

第3步：按摩双侧腋窝淋巴结，在腋窝处定点打圈10组，打圈的范围尽可能覆盖整个腋窝（图5-3）。

第4步：双手掌放于胸前，然后定期打圈10组，打开前胸壁的淋巴分区（图5-4）。

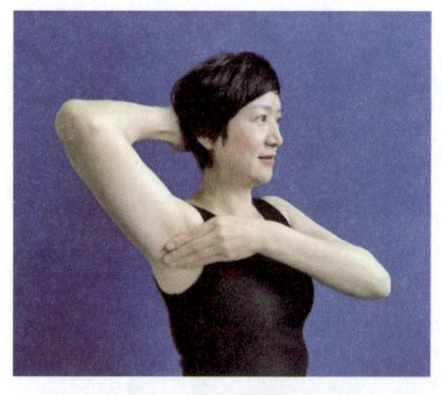
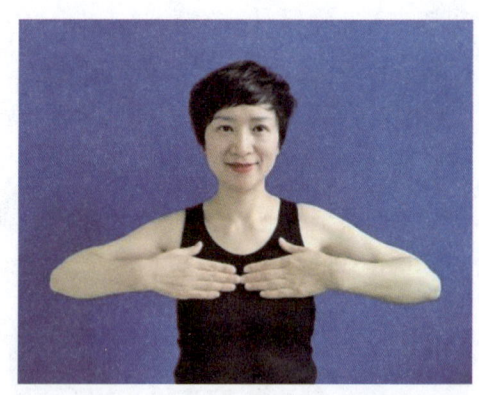

图5-3 按摩腋窝淋巴结　　　　　图5-4 打开前胸壁淋巴分区

第5步：沿着淋巴管走向，依次将引流水肿肢体的上臂后外侧、前臂外侧、手背、手掌、手指等部位到对侧腋窝淋巴结，每个部位至少引流5次。最后回到对侧腋窝处定点打圈，以排空淋巴液（图5-5）。

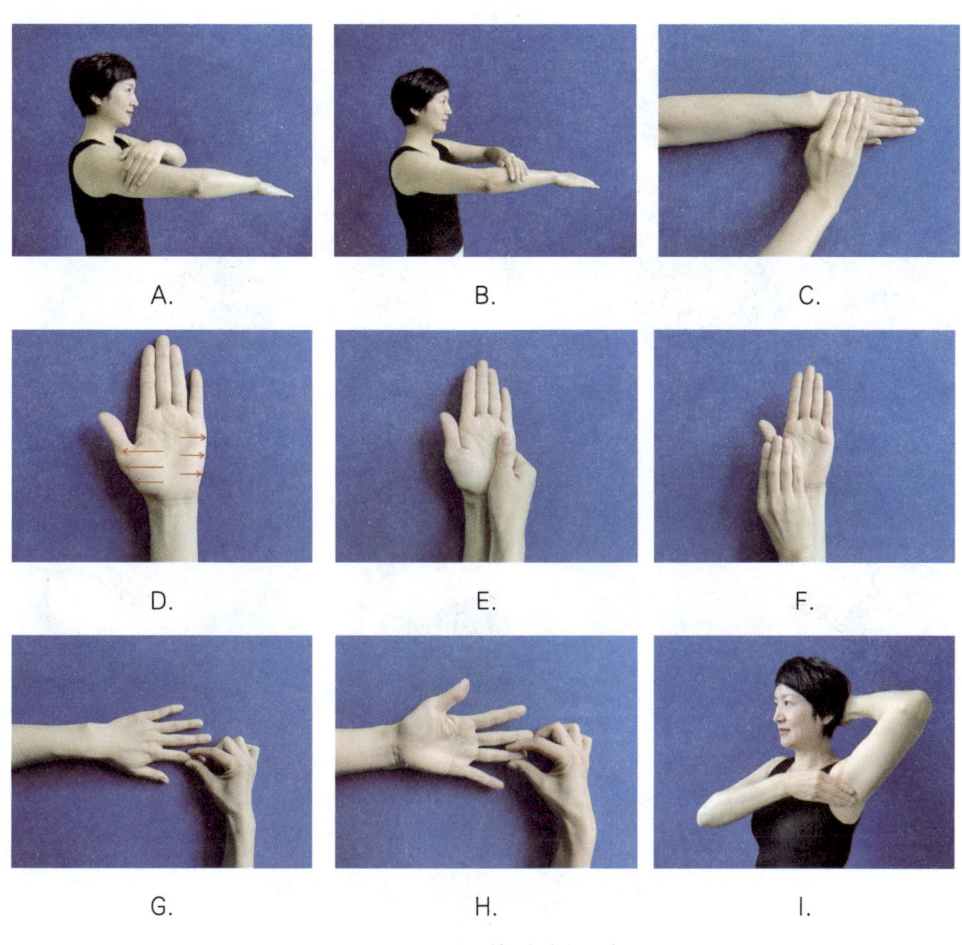

图5-5 手部外侧引流方向

A. 引流上臂后外侧；B. 引流前臂外侧；C. 引流手背；D. ~F. 手掌向手背进行引流；G. 手指指端向手背进行引流；H. 指腹向指背进行引流；I. 清空对侧腋窝淋巴结

第7步：按摩同侧腹股沟淋巴结：定点打圈10组（图5-6）。

第8步：沿着淋巴管走向，依次按摩同侧躯干、同侧上臂内侧、前臂内侧等部位到同侧腹股沟淋巴结（图5-7），再次按摩排空腹股沟淋巴结（图5-6）。

第9步：最后，再次回到锁骨上窝定点打圈10组（图5-8）。

需要注意，第一次做自我手法引流时建议在专业治疗师的指导下进行，以确保安全和效果。

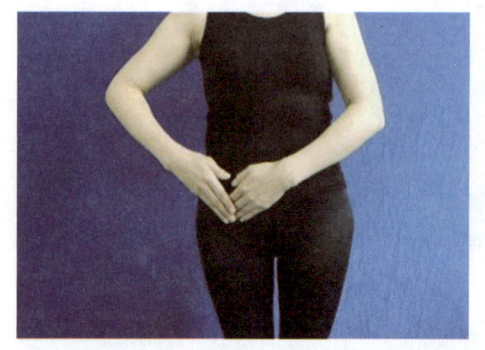

图5-6　按摩腹股沟淋巴结

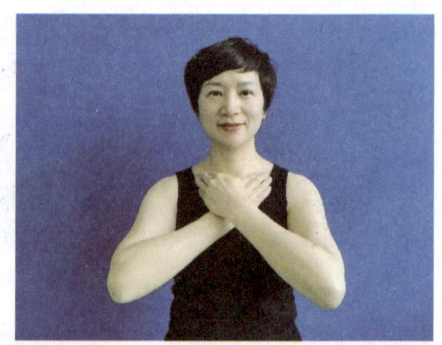

图5-8　按摩锁骨上窝淋巴结

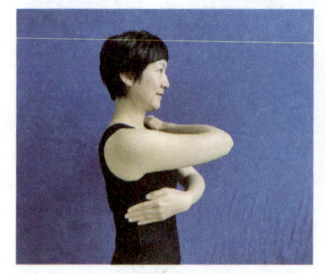

A. 引流同侧躯干

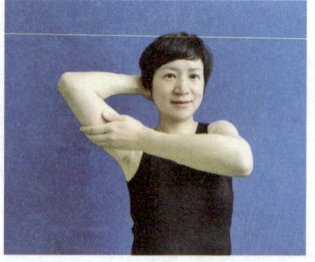

B. 引流上臂内侧

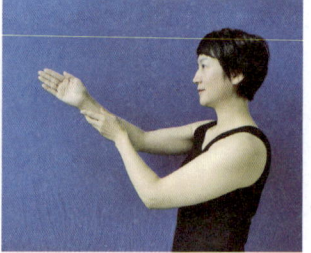

C. 引流前臂内侧

图5-7　手臂内侧引流方向

## 下肢自我手法引流，步步为赢

　　自我手法引流是一种促进淋巴液流动、减轻淋巴水肿的有效方法。引流前先洗净双手并确保双手温暖，这有助于放松皮肤和淋巴管，然后按照淋巴液流向的顺序进行引流。

　　下肢淋巴水肿手法引流是通过创建新的淋巴回流通路进行引流下肢患侧的水肿液。这一过程同样需要先进行深呼吸训练（图5-1），再通过专业且轻柔的手法，改道引流到同侧的腋窝淋巴结（图5-10），再经由淋巴系统回流到位于静脉角的锁骨下静脉中，从而创建或优化淋巴液回流的通路，促进淋巴系统的循环，有效缓解下肢淋巴水肿的症状，提高患者的生活质量。

　　具体的操作步骤为在进行手法引流前先进行深呼吸训练：双手放于胸前，打开双手，充分伸展双上肢同时深吸气，使腹部及胸部隆起，充分打开胸腔及腹腔；

然后再将双手回收于胸前，同时收缩腹部、缩唇呼气，以排空身体的余气。重复上述动作3~5组。

（1）双手交叉放于锁骨上窝区域，开始进行定点打圈按摩10组（图5-9）。

（2）按摩同侧腋窝淋巴结，在腋窝处定点打圈10组。打圈的范围尽可能覆盖整个腋窝（图5-10）。

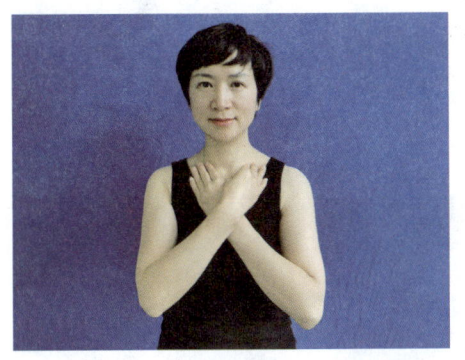
图5-9　按摩锁骨上窝区淋巴结

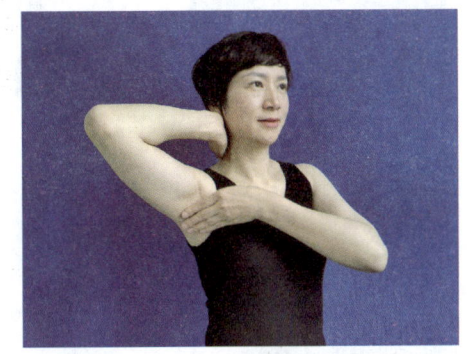
图5-10　按摩腋窝淋巴结

（3）激活腹股沟淋巴结及腘窝、髌骨周围淋巴结，定点打圈10组（图5-11）。

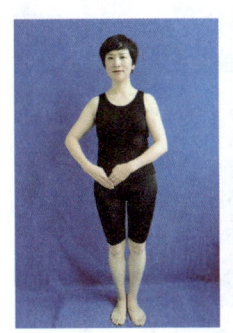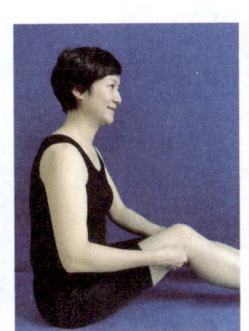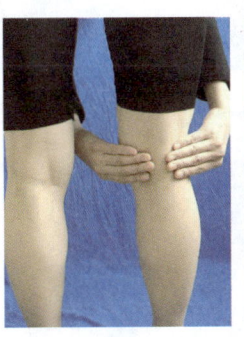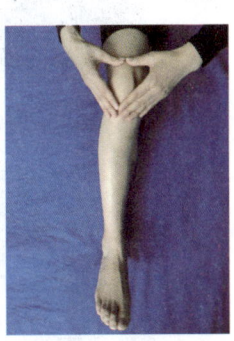
图5-11　按摩腹股沟淋巴结、腘窝淋巴结、髌骨周围淋巴结

（4）沿着淋巴回流方向，依次引流同侧胸壁、大腿后外侧、大腿前侧、大腿后内侧、小腿前侧、小腿后侧、足背、足趾等部位到同侧腋窝淋巴结（图5-12~图5-19），每个部位至少引流5次，最后回到腋窝处定点打圈（图5-10），以排空淋巴液。

（5）再次回到锁骨上窝定点打圈10组（图5-20）。

需要注意，第一次做自我手法引流时建议在专业治疗师的指导下进行，以确保您的安全和效果。

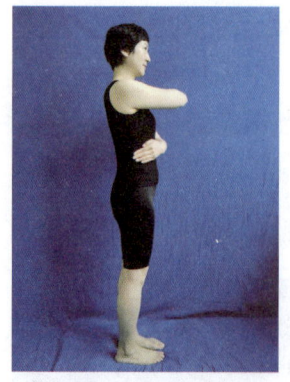

图 5-12 胸壁手法引流

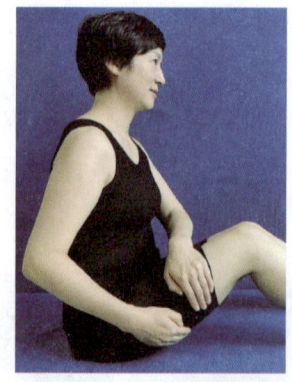

图 5-13 大腿后外侧引流

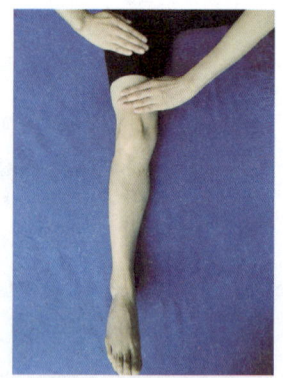

图 5-14 大腿前侧引流

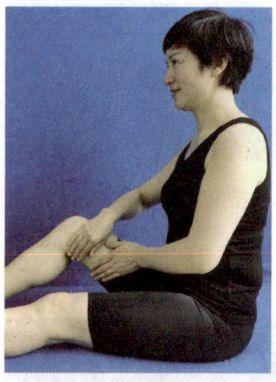

图 5-15 大腿后内侧引流

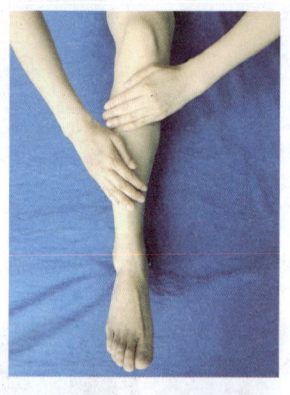

图 5-16 小腿前侧引流

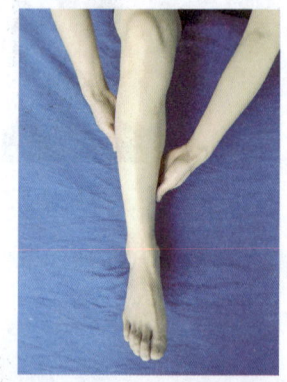

图 5-17 小腿后侧引流

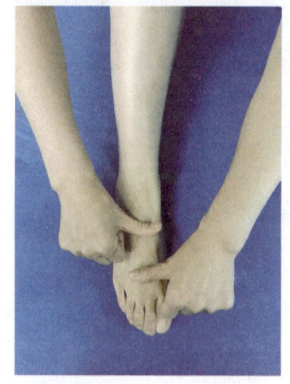

图 5-18 足背引流

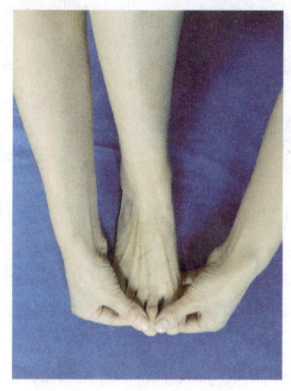

图 5-19 足趾引流

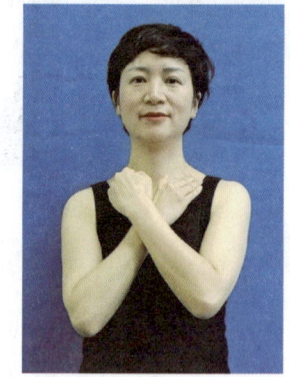

图 5-20 按摩锁骨上窝巴结

## 面部自我手法引流，按步循踪

（1）首先按摩排空淋巴结，双手交叉放于锁骨上窝区域，开始进行定点打圈按摩，重复5~10次（图5-21）。

（2）双手交叉放于腋窝，开始进行定点打圈按摩，重复5~10次（图5-22）。

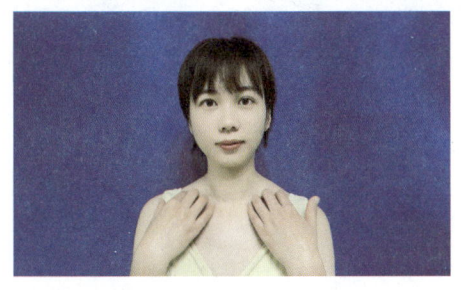

图5-21　按摩锁骨上窝区淋巴结

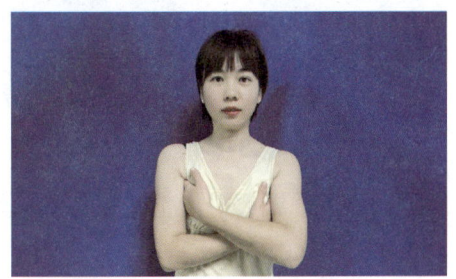

图5-22　按摩腋窝淋巴结

（3）按摩排空颏下淋巴和颌下淋巴结（图5-23和图5-24）。

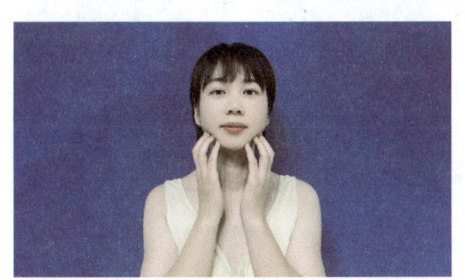

图5-23　打开颏下淋巴结

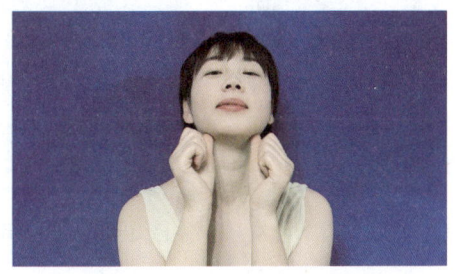

图5-24　按摩颌下淋巴结

（4）按摩排空耳前、耳后淋巴结（图5-25和图5-26）。

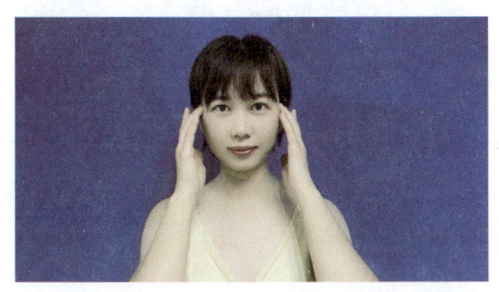

图5-25　按摩耳前淋巴结

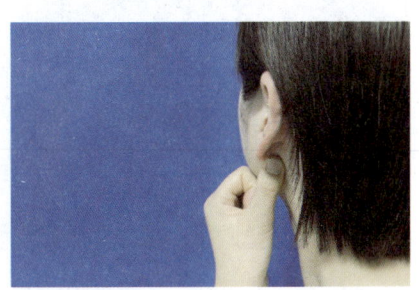

图5-26　按摩耳后淋巴结

（5）先将双侧颈部淋巴液引流至同侧腋窝，轻抚5~10次（图5-27）。

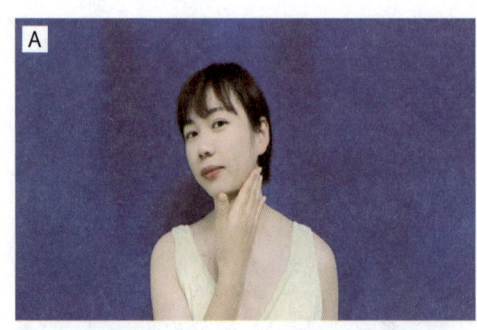
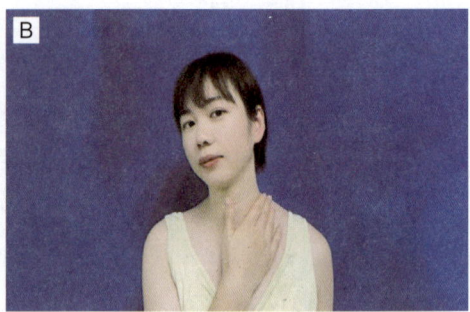

图5-27　颈部淋巴液引流至腋窝

（6）手掌或大拇指指腹贴住面部轻抚颊部，将面颊部淋巴液引流至下颌角，轻抚5~10次（图5-28）。

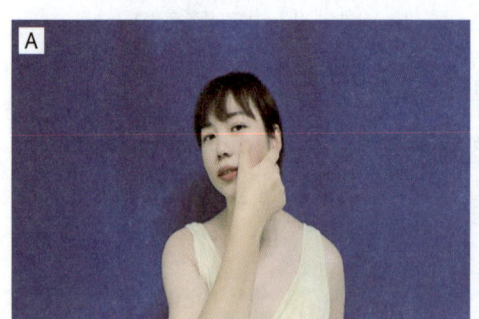
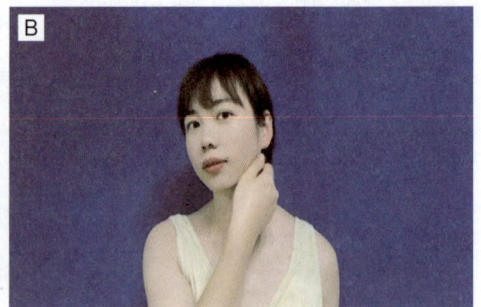

图5-28　面颊部淋巴液引流至下颌角

（7）将鼻旁、眶周淋巴液引流至耳前淋巴结，轻抚5~10次（图5-29）。

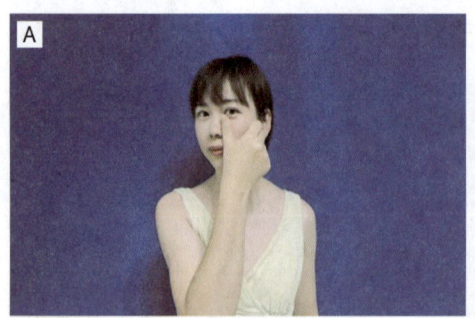
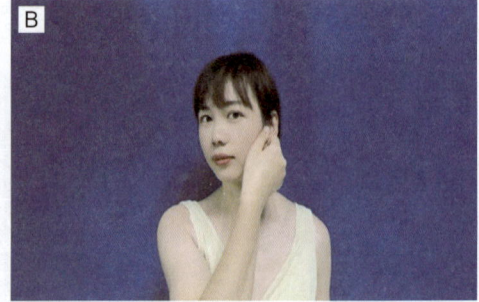

图5-29　鼻旁、眶周淋巴液引流至耳前

（8）将额部、眉部向耳后淋巴结引流，轻抚5~10次（图5-30）。

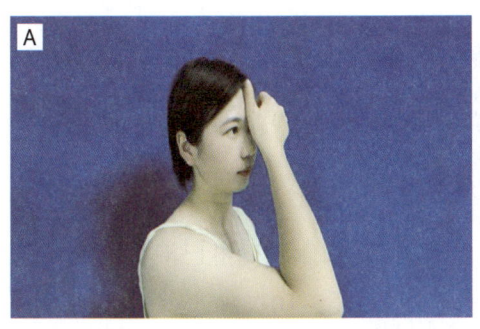
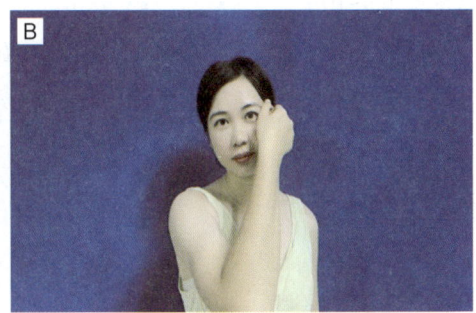

图5-30 额部、眉部淋巴液引流至耳后

（9）按摩排空锁骨上、颏下、下颌、耳前及耳后淋巴结（图5-31）。

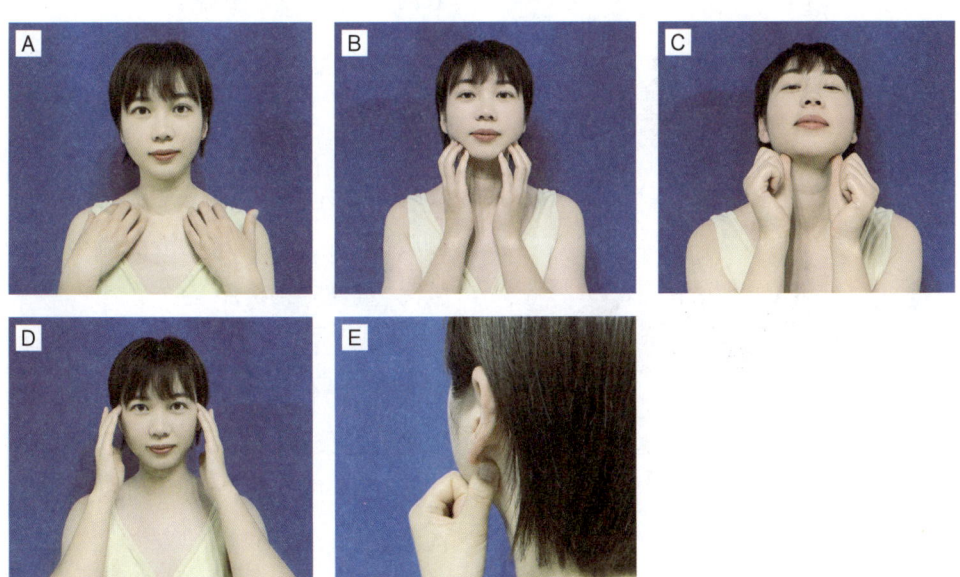

图5-31 按摩锁骨上、颏下、下颌、耳前及耳后淋巴结

## 会阴部自我手法引流，循隐而护

（1）引流前将会阴部毛发去除，注意预防皮肤损伤。
（2）取仰卧位，双腿屈膝并稍分开，使会阴部充分暴露并保持肌肉放松。

（3）先按摩腹股沟淋巴结，双手放于两侧腹股沟区域，开始进行定点打圈按摩，重复5~10次。

（4）双手交叉放于两侧腋窝，按摩双侧腋窝淋巴结，重复5~10次。

（5）右手手掌将左侧腹股沟、左侧腹部、左侧胸壁淋巴液引流至左侧腋窝，重复5~10次。

（6）左手手掌将右侧腹股沟、右侧腹部、右侧胸壁淋巴液引流至右侧腋窝，重复5~10次。

（7）用示指和中指指腹轻柔缓慢地将两侧大阴唇淋巴液引流至双侧腹股沟区域，重复5~10次。

（8）将双手手掌完全贴住阴阜区域，轻柔缓慢地将淋巴液引流至双侧腹股沟区域，重复5~10次。

（9）右手手掌将左侧腹股沟、左侧腹部、左侧胸壁淋巴液引流至左侧腋窝，重复5~10次。

（10）左手手掌将右侧腹股沟、右侧腹部、右侧胸壁淋巴液引流至右侧腋窝，重复5~10次。

（11）按摩双侧腋窝和双侧腹股沟淋巴结（图5-32）。

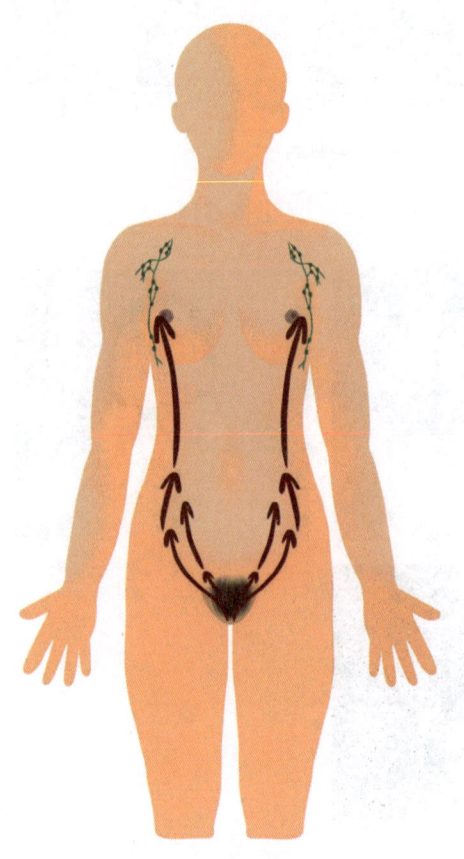

图5-32　会阴引流路线

## 六、淋巴水肿的日常管理技巧——皮肤护理

### 皮肤护理：守护淋巴健康的"第一道防线"

由于淋巴液的异常积聚，淋巴水肿患者的皮肤变得脆弱而敏感，成为病菌入侵的"温床"。淋巴液的淤滞不仅削弱了皮肤的天然屏障功能，还降低了其对外部感染的抵抗力，使得患者更容易遭受细菌、真菌等病原体的侵袭。一旦皮肤发生感染，不仅会加重淋巴水肿的症状，如红肿、疼痛加剧，还可能引发一系列严重的并发症，如蜂窝织炎、败血症等，严重威胁患者的健康与生命安全。因此，皮肤护理在淋巴水肿的治疗与康复过程中尤为重要。它不仅是缓解患者不适、提升生活质量的关键，更是预防并发症、守护淋巴健康不可或缺的"第一道防线"。正确的皮肤护理应涵盖保持皮肤清洁干燥、避免外伤与刺激、定期使用保湿产品以增强皮肤屏障、及时处理任何可能的感染迹象等多个方面。通过细致入微的护理，我们可以为淋巴水肿患者的皮肤筑起一道坚实的保护墙，助力他们重拾健康与自信。

### 皮肤护理三要素

**1. 监测皮肤变化**

（1）观察皮肤是否颜色发红，触摸皮肤温度是否异常，感受皮肤的硬度和弹性，轻按皮肤观察是否有弹性，是否有凹陷，是否有发红、发热或其他异常变化。

（2）使用软尺定期测量肿胀肢体的周长。选择固定的测量点，并在同一时间测量（如早晨醒来后），以保持一致性。

**2. 清洁皮肤** 根据淋巴水肿皮肤情况，选用清水或pH中性或弱酸性洗护品清洁皮肤。必要时选用消毒剂、药物等进行皮肤清洗。用软毛巾轻柔擦干或蘸干或直接晾干皮肤。

**3. 维护皮肤**

（1）根据皮肤情况选用润肤剂保持皮肤的湿润。

（2）低pH乳液可促进完整酸性层产生，对微生物的渗透性较小，同时还能减少皮肤表面的细菌数量。

（3）对于易浸渍的皮肤则要保持皮肤的干燥或选用皮肤保护膜隔离水或液体的浸渍。

## 淋巴水肿皮肤日常皮肤护理要点

**1. 清洁**

（1）保持皮肤清洁是预防感染的重要措施。使用温和的、无刺激性的清洁产品，如中性肥皂或专门的皮肤清洁液。

（2）避免用力搓洗皮肤，以免损伤皮肤屏障。清洗时动作要轻柔，可采用轻轻拍打的方式。

（3）注意清洗皮肤褶皱处，如腋窝、腹股沟等，防止污垢积聚。

**2. 保湿**

（1）选择合适的保湿产品，如无香料、无乙醇（酒精）的润肤霜或乳液。

（2）涂抹保湿产品时要均匀，可轻轻按摩促进吸收，但不要过度用力。

（3）保持皮肤的水分，有助于维持皮肤的弹性和屏障功能。

**3. 避免损伤**

（1）避免皮肤受到外伤，如擦伤、割伤等。在进行日常活动时要小心，避免碰撞或摔倒。

（2）不要搔抓皮肤，以免引起皮肤破损和感染。如果皮肤瘙痒，可以使用冷敷或涂抹止痒药膏缓解。

（3）避免在淋巴水肿部位进行针灸、拔罐等可能损伤皮肤的治疗。

**4. 防晒**

（1）阳光中的紫外线会损伤皮肤，加重淋巴水肿。外出时应涂抹防晒霜，选择防晒指数高、对皮肤刺激性小的产品。

（2）佩戴宽边帽子、太阳镜和遮阳伞，避免阳光直射。

## 如何挑选淋巴水肿专属皮肤护理剂

**1. 皮肤清洁剂** 使用清水以及pH中性或弱酸性清洗剂，避免使用肥皂等碱性或磨砂膏等皮肤剥脱成分的清洁剂。

**2. 皮肤护理剂** 如保湿霜、润肤露等，可以保持皮肤的水分，预防皮肤干燥和破裂。选择温和、无刺激性的皮肤护理产品，避免使用含有香料、乙醇（酒精）等成分的产品。

**3. 抗菌剂** 如碘伏、酒精等，在皮肤受伤时可以预防皮肤感染。在使用抗菌剂时，要注意正确的使用方法和浓度，避免对皮肤造成刺激。

## 护理剂选择要点：适合才是最好的

**1. 安全性**

（1）选择经过临床验证、安全性高的产品。确保保护剂不含有对皮肤有刺激性或过敏的成分，特别是对于淋巴水肿患者敏感的皮肤。

（2）查看产品的说明书和成分表，了解其适用范围、使用方法和注意事项。如果有任何疑问，可以咨询医生或专业的淋巴水肿治疗师。

**2. 有效性**

（1）选择具有明确疗效的保护剂。一些保护剂可以减轻淋巴水肿的症状，如肿胀、疼痛等，同时还可以预防皮肤感染和溃疡的发生。

（2）可以参考其他患者的使用经验和医生的建议，了解不同保护剂的效果和优缺点。

**3. 适用性**

（1）根据淋巴水肿的部位和严重程度选择合适的保护剂。例如，裸露的水肿皮肤需要使用防晒剂、干燥脱屑的水肿皮肤需要加强保湿和润肤。

（2）考虑保护剂的使用方便性和舒适性。一些保护剂可能需要频繁涂抹或使用特殊的器具，这可能给患者带来不便。选择使用方便、舒适的保护剂可以提高患者的依从性。

### 4. 品牌和口碑

（1）选择知名品牌和口碑好的保护剂。这些产品通常具有较高的质量和可靠性，可以为患者提供更好的保护。

（2）可以通过互联网、社交媒体等渠道了解其他患者对不同品牌保护剂的评价和推荐。

## 特殊情况，特别呵护

### 1. 皮肤破损

（1）皮肤如果出现破损，应立即用干净的纱布或棉球轻轻按压止血（图6-1）。

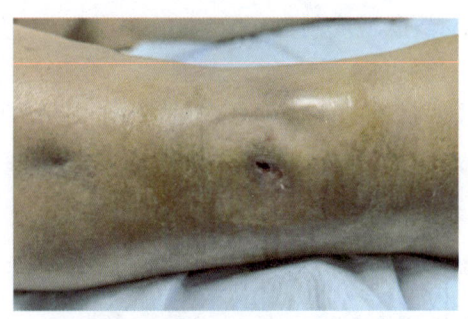

图6-1　皮肤破损

（2）用生理盐水清洗伤口，去除污垢和细菌。

（3）涂抹抗菌药膏，并用无菌纱布覆盖伤口，防止感染。

（4）密切观察伤口的愈合情况，如果伤口出现红肿、疼痛、渗液等感染迹象，应及时就医。

### 2. 感染

（1）如果淋巴水肿部位的皮肤出现感染症状，如红肿、疼痛、发热等（图6-2），应立即就医。

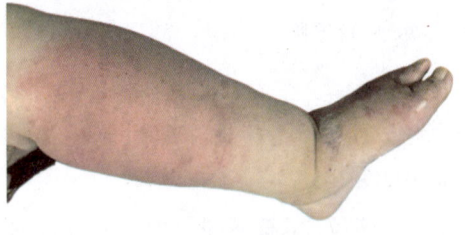

图6-2　皮肤感染

（2）医生可能根据感染的严重程度给予抗生素治疗。

（3）在感染期间，要加强皮肤护理，保持伤口清洁干燥，避免加重感染。

总之，淋巴水肿患者要重视皮肤护理，保持皮肤清洁、保湿、避免损伤和感染，以减轻淋巴水肿的症状，提高生活质量。

## 生活场景中的皮肤护理小贴士

1. 工作时如何保护

（1）如果工作环境潮湿或有可能划伤皮肤，建议穿防护手套。

（2）如果工作环境干燥，建议多饮水和加强皮肤保湿。

2. 旅行时如何护理

（1）随身携带保湿霜，在干燥的环境（如飞机、空调房）中应及时补涂。

（2）选择宽松舒适的衣物，避免摩擦患肢。

3. 户外活动时注意事项

（1）使用防晒霜（SPF 30以上）保护皮肤免受紫外线伤害。

（2）避免在蚊虫多的地方逗留，必要时使用驱蚊产品。

## 一天护理时间表

1. **早晨**　清洁皮肤、穿戴压力衣之前和之后涂抹润肤霜，检查皮肤有无破损或感染迹象。

2. **午间**　如外出，佩戴防护装备，避免暴晒和虫咬。

3. **晚上**　睡前再次涂抹保湿霜，抬高患肢20min，缓解一天的肿胀。

# 七、淋巴水肿的自我管理技能——绷带包扎

绷带包扎是淋巴水肿管理中的核心方法之一。通过给皮肤施加均匀的梯度压力，它能够帮助淋巴液流动，减轻肿胀，还能防止液体再次聚集在组织间隙。如果坚持正确包扎，可以显著改善患肢的外形和舒适度。以下是淋巴水肿患者在进行绷带包扎时应掌握的自我管理技能，涵盖了解包扎目的、准备用品、掌握步骤、学习方法、观察调整、皮肤清洁、遵循医嘱及记录反馈等方面。

## 包扎前的准备

**1. 了解包扎目的**　绷带包扎的主要目的是通过施加均匀且适度的压力，帮助淋巴液重新分布并促进其自然回流至循环系统，从而减少组织间隙中的淋巴液积聚，有效缓解淋巴水肿的症状。

**2. 准备包扎用品**

（1）绷带选择　选用医用级、透气性好、低弹性的绷带。

（2）辅助材料　准备适量的衬垫，用于填充和缓冲，增加包扎的舒适度和梯度压力的效果。

（3）其他工具　剪刀、医用胶带、皮肤保护剂（如防过敏乳液）、手指或脚趾绷带、管状绷带、宽10cm或12cm的自粘绷带等。

**3. 掌握包扎步骤**

（1）皮肤护理　在包扎前，用温和的清洁剂清洁患肢皮肤并擦干，保持干燥，涂抹温和的皮肤护理剂。

（2）内放置保护和填充物　按照手指或脚趾绷带→管状绷带→在需要加压的部位下方放置适量的衬垫的顺序进行包扎。

（3）包扎外层绷带　从患肢远端（如手背或足背）开始，逐层环形向上缠绕绷带，间隔渐宽，注意保持绷带平整无褶皱，避免过紧或过松。

（4）检查效果　包扎完成后，检查包扎部位是否有异常压迫感或指尖末端颜色变化，确保末端血液循环正常，远心端至近心端压力逐渐减弱，有均匀的压力梯度。

4. 学习包扎方法

（1）专业指导　在医疗专业人员的指导下学习正确的包扎方法。

（2）视频教程　观看专业的绷带包扎视频教程，学习正确的包扎方法。

5. 定时观察调整

（1）每日检查　每天检查包扎部位是否有任何不适或异常变化，如红肿、疼痛、瘙痒等。

（2）适时调整　根据水肿情况的变化，适时调整包扎的松紧度和层数。

（3）更换绷带　定期更换绷带，以保持清洁和有效性。

6. 记录与反馈

（1）记录反馈　记录每日的包扎情况、患肢症状变化。感受到任何异常情况及时反馈医疗专业人员。

（2）定期复查　定期回诊，向医务人员反馈包扎效果和患肢情况，以便及时调整治疗方案。

通过掌握上述淋巴水肿自我管理技能中的绷带包扎技巧，患者可以在家中有效缓解淋巴水肿症状，提高生活质量。同时，持续的医疗监测及随访和专业指导是确保治疗效果和安全性的重要保障。

## 如何自我进行上肢包扎

上肢淋巴水肿是由于淋巴液回流受阻，导致组织间隙中淋巴液异常增多而引起的症状。为了缓解这一症状，适当的绷带包扎可以起到促进淋巴液回流、减轻水肿的作用。然而，自我包扎绷带需要遵循一定的步骤和注意事项，以确保效果并避免不良后果。以下是如何进行上肢淋巴水肿自我包扎绷带的详细指南。

### 1. 准备工作

（1）清洁与保湿　①保持局部皮肤清洁：在包扎之前，用温水或温和的清洁剂清洗上肢皮肤，确保没有污垢或油脂残留并擦干患肢皮肤。②涂抹润肤液：在专业人员的指导下，使用适量的润肤液涂抹于上肢皮肤，以保湿并减少绷带与皮肤的摩擦。

（2）选择合适的材料　①棉质绷带：选择柔软、透气、低延展性的棉质绷带（图7-1）。②辅助材料：准备适量的衬垫用于填充和缓冲。③其他工具：剪刀、医用胶带、皮肤保护剂（如防过敏乳液）、手指或脚趾绷带、管状绷带、宽10cm或12cm的自粘绷带等。

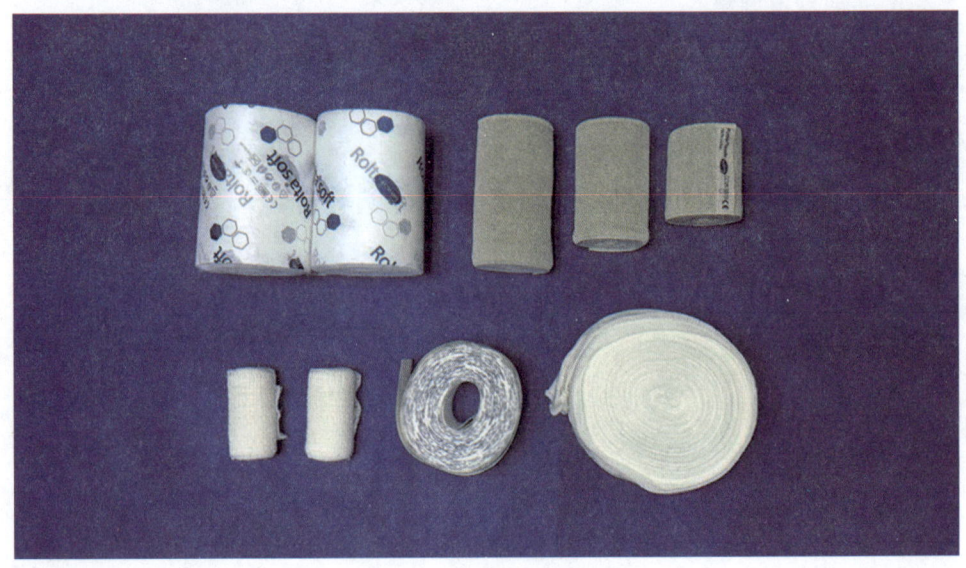

图7-1　上肢包扎材料

### 2. 包扎步骤

（1）第一步：包扎手指绷带。①评估手指活动度：轻轻活动手指，确保手指无僵硬或疼痛现象。②开始包扎：从手指指尖开始，使用柔软的绷带轻轻缠绕，松紧适中，注意避免过紧影响血液循环（图7-2）。

（2）第二步：穿戴管状绷带。使用管状绷带包裹手掌至平腋窝，以保护皮肤

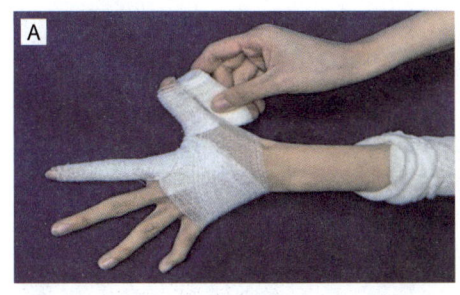
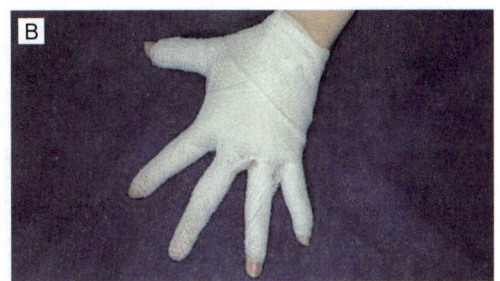

图7-2 指尖绷带包扎

并作为包扎的基础层(图7-3)。

(3)第三步:包裹衬垫。在管状绷带上,无压力缠绕适量的脱脂棉衬垫或泡沫衬垫。对于骨突部位和凹陷处,应适当添加衬垫以保护皮肤和确保加压时受力均匀(图7-4)。

(4)第四步:低弹压力绷带。①梯度加压:使用绷带时应注意先使用较窄的绷带,逐渐向上使用较宽的绷带。从远心端(手掌)开始,注意使用低弹绷带逐渐环形向上包扎至上臂(平腋窝水平处),间隔逐渐变宽,注意包扎时要保持适当的松紧度,以达到梯度加压的效果,同时要避免造成手指尖发紫、发麻,能适度活动伸展。②检查松紧度:包扎过程中,不断检查绷带的松紧度,确保既不过紧影响血液循环,也不过松失去加压效果(图7-5)。

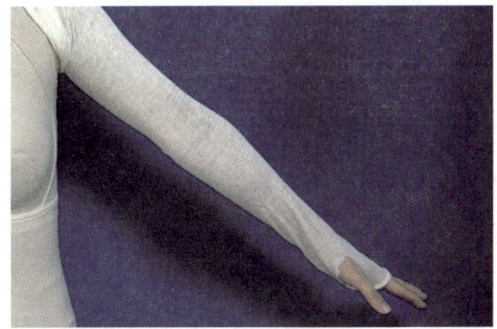

图7-3 管状绷带

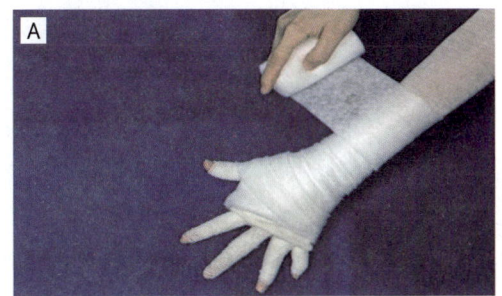
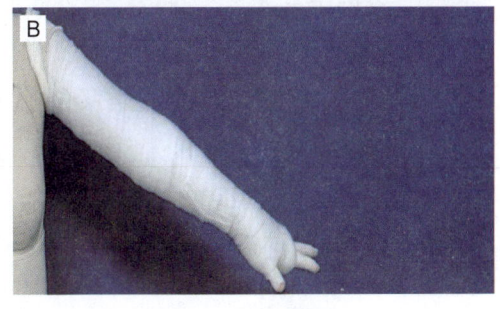

图7-4 脱脂棉衬垫

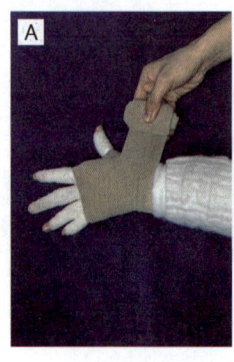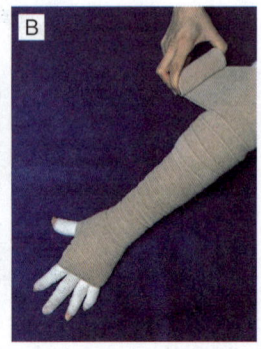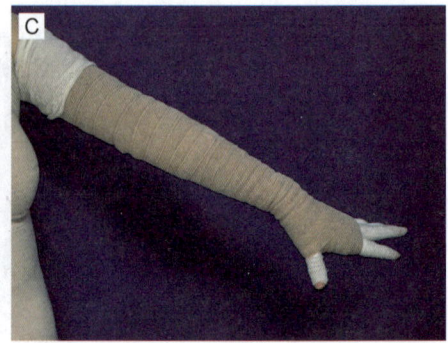

图7-5　低弹压力绷带

（5）第五步：固定绷带。在操作过程中，可以使用医用胶带固定，也可使用10cm宽的自粘绷带固定。

### 3. 注意事项

（1）定时观察　包扎后，定时观察上肢指尖末端有无颜色及感觉改变（如发紫、发麻），温度升高或降低，疼痛加剧等情况。如有异常，应及时就医。

（2）适度调整　根据上肢水肿的变化情况，适时调整绷带的松紧度和包扎方法。如果水肿减轻，绷带变松，则需要重新包扎。

（3）记录与反馈　测量并记录每日的包扎前臂围情况、患肢症状变化、感受及任何异常情况。将记录的信息及时反馈医疗专业人员，以便其评估治疗效果和调整治疗方案。

（4）避免过度用力　包扎后建议多做上肢的运动，但避免过度使用上肢，以免加重水肿。

（5）保持干燥　确保包扎部位保持干燥，避免汗水或水浸湿绷带，影响效果。

（6）咨询医务人员　在进行自我包扎前，应咨询淋巴水肿专业治疗师的意见，确保包扎方法和材料的选择正确无误。

### 4. 总结

上肢淋巴水肿的自我包扎绷带是一项需要细心和耐心的操作。通过正确的准备、包扎步骤和注意事项，可以有效缓解淋巴水肿症状，提高生活质量。需要注意的是，自我包扎绷带并不能替代专业医疗治疗，如症状持续或加重，应及时就医寻求专业帮助。

# 如何自我进行下肢包扎

下肢淋巴水肿是由于淋巴液回流受阻,导致组织间隙中淋巴液异常增多而引起的症状。为了缓解这一症状,适当的绷带包扎可以起到促进淋巴液回流、减轻水肿的作用。进行下肢淋巴水肿的自我包扎绷带是一项需要细致操作的技能。以下是根据专业指导和实践经验总结的步骤和要点。

### 1. 准备工作

(1)清洁与保湿 ①保持局部皮肤清洁:在包扎之前,用温水或温和的清洁剂清洗上肢皮肤,确保没有污垢或油脂残留后擦干皮肤。②涂抹润肤液:在专业人员的指导下,使用适量的润肤液涂抹于下肢皮肤,以保湿并减少绷带与皮肤的摩擦。

(2)选择合适的材料 ①棉质绷带:选择柔软、透气、低延展性的棉质绷带,以确保舒适度和梯度压力效果(图7-6)。②辅助材料:准备适量的衬垫,用于填充和缓冲,增加包扎的舒适度和效果。③其他工具:剪刀、医用胶带、皮肤保护剂(如防过敏乳液)、手指或脚趾绷带、管状绷带、宽12cm的自粘绷带等。

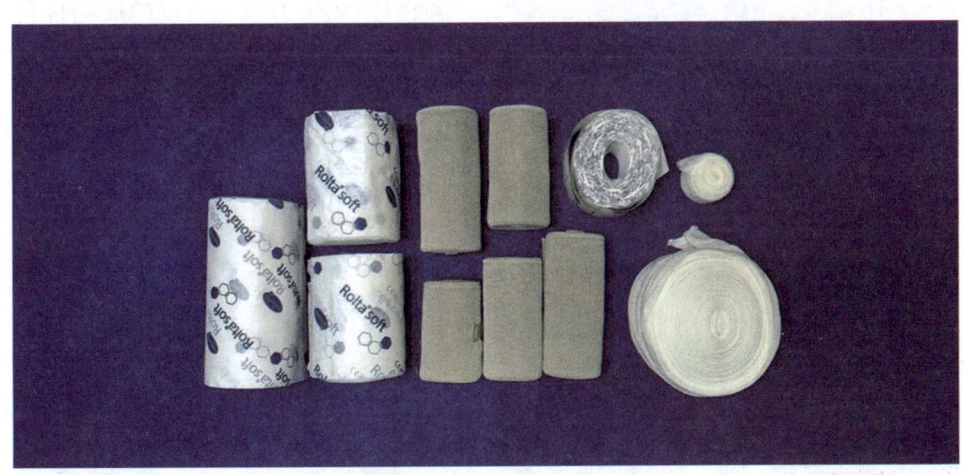

图7-6 下肢包扎材料

### 2. 包扎步骤

(1)第一步:包扎脚趾绷带。①评估脚趾活动度:轻轻活动脚趾,确保脚趾无僵硬或疼痛现象。②开始包扎：使用趾指绷带从脚掌固定再分别缠绕脚趾，松紧适中，注意避免过紧影响血液循环（图7-7）。

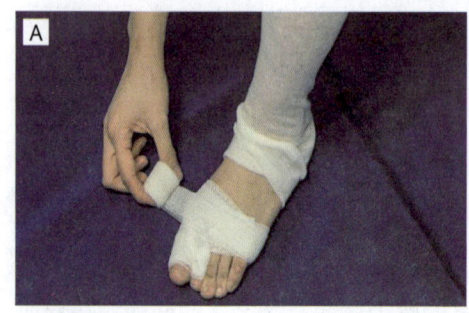
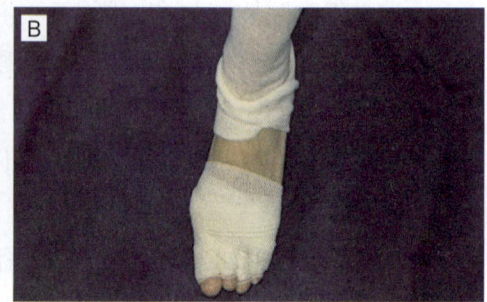

图7-7　脚趾绷带

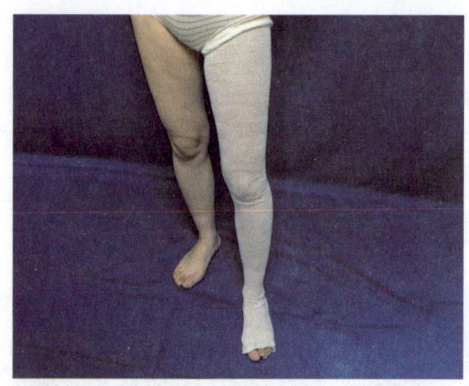

图7-8　管状绷带

（2）第二步：穿戴管状绷带。使用管状绷带包裹脚掌至大腿根部，以保护皮肤并作为包扎的基础层（图7-8）。

（3）第三步：包裹衬垫。在管状绷带上，无压力包扎适量的脱脂棉衬垫或泡沫衬垫。对于骨突部位和凹陷处，应适当添加衬垫以保护皮肤和确保加压时受力均匀（图7-9）。

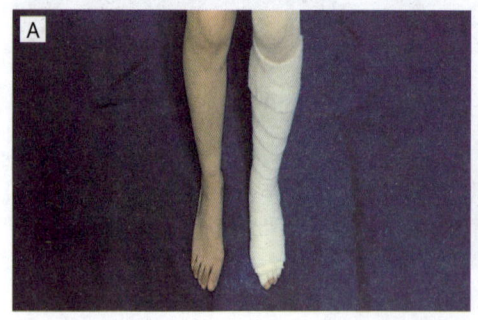
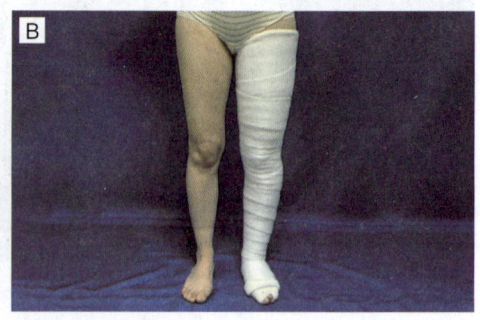

图7-9　脱脂棉衬垫

（4）第四步：低弹压力绷带。①梯度加压：使用绷带时应注意先使用较窄的绷带，逐渐向上使用较宽的绷带。从远心端（脚掌）开始，使用低弹绷带逐渐环形向上包扎至大腿根部,间隔逐渐变宽,注意包扎时要保持适当的松紧度,以达到梯度压力的效果,同时避免造成脚趾端发紫,能适度活动伸展(图7-10)。②检查松紧度:包扎过程中,不断检查绷带的松紧度,确保既不过紧影响血液循环,也不过松失去加压效果。

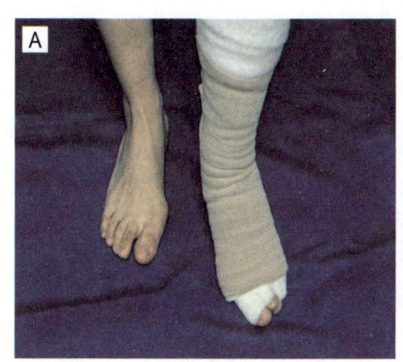 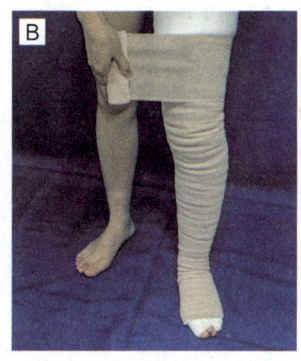 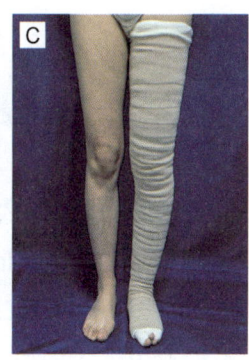

图7-10　低弹压力绷带

(5)第五步:固定绷带。在操作过程中,绷带处可以使用医用胶带固定,也可使用12cm宽的自粘绷带固定。

**3. 注意事项**

(1)定时观察　包扎后,定时观察下肢有无颜色改变、温度升高、降低或疼痛加剧等情况。如有异常,应及时就医。

(2)适度调整　根据下肢水肿的变化情况,适时调整绷带的松紧度和包扎方法。如果水肿减轻,绷带变松则需要重新包扎。

(3)记录与反馈　测量并记录每日的包扎前腿围情况、患肢症状变化、感受任何异常情况。将记录的信息及时反馈医疗专业人员,以便其评估治疗效果和调整治疗方案。

(4)避免过度用力　包扎后推荐多做下肢运动但避免过度使用下肢,以免加重水肿。

(5)保持干燥　确保包扎部位保持干燥,避免汗水或水浸湿绷带,影响效果。

(6)咨询医务人员　在进行自我包扎前,应咨询淋巴水肿专业治疗师的意见,确保包扎方法和材料的选择正确无误。

**4. 总结**　下肢淋巴水肿的自我包扎绷带是一项需要细心和耐心的操作。通

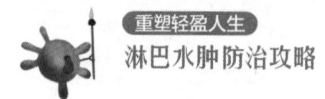

过正确的准备、步骤和注意事项,可以有效缓解淋巴水肿症状,提高生活质量。需要注意的是,自我包扎绷带并不能替代专业医疗治疗,如症状持续或加重,应及时就医寻求专业帮助。

## 包扎时常见问题与解决办法

1. **包扎后,感觉肢体麻木或冰冷怎么办** 包扎过紧,请立即解开,稍松后重新包扎。

2. **绷带滑落怎么办** 可能是肢体消肿的表现,也可能是包扎过松,需重新包扎,或检查和改良绷带的固定。

3. **患肢皮肤发红或瘙痒怎么办** 在包扎前,需要做好皮肤护理,涂抹温和的保湿霜,避免过度摩擦;确保合适的压力,避免局部过紧,如症状持续,请及时就医。

## 居家生活中的绷带包扎小贴士

1. 注意活动方式

(1)适度活动 包扎后,进行一些简单的肢体运动(如踮脚、抬腿、握拳),可提高消肿效果。

(2)避免剧烈运动 如挥臂、跑跳或长时间站立,可能加重水肿。

2. 坚持每日检查 每天检查绷带是否松动或有不适感,并根据需要及时调整。

3. 选择适合的穿戴时间 可以24h包扎,也可以白天活动时包扎,晚上松开,给予皮肤休息时间。

## 绷带包扎的常见误区

1. **包得越紧越好** 错误!绷带过紧会阻碍血液循环,可能加重肿胀。正确包扎应当感到"紧贴但不紧束"。

2. **一次包扎可以管很久** 错误!绷带包扎的压力会随着时间松弛,需每天检查和调整,以确保效果。

**3. 只包肿胀部位就行** 错误！需要从肢体末端（如手指或脚趾）开始，覆盖整个患肢，否则可能导致液体在未包扎区域聚集。

## 患者真实故事分享

患者小李的经验："我手术后出现淋巴水肿，医生教我用绷带包扎。刚开始总是包得太紧，后来注意了力道，搭配每天的抬腿动作，水肿明显减轻，连鞋子都可以穿上了！"

## 如何进行阴囊自我包扎

（1）先采用泡沫层环形绕髋部一周，注意在阴阜上方（图7-11）。

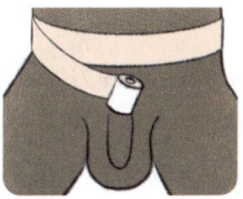

图7-11 泡沫层环形绕髋部一周

（2）然后将泡沫层绕至阴茎根部，将泡沫层在阴茎根部对折剪出X形开口（图7-12）。

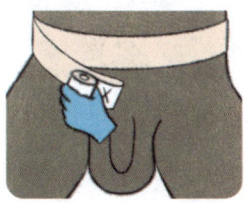 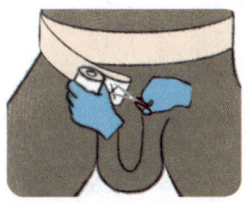

图7-12 将泡沫层在阴茎根部对折剪出X形开口

（3）将阴茎穿过开口，注意已行阴茎切除术或阴茎较短时，露出尿道口。
（4）泡沫层绕至阴囊下方，越过顶端向上，继续缠绕直至覆盖所有皮肤（图7-13）。

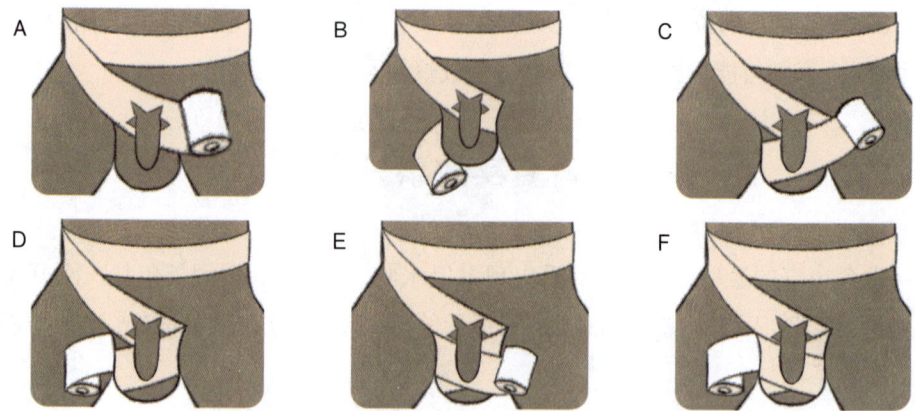

图7-13　阴茎穿过泡沫层，泡沫层包裹阴囊

（5）包裹完阴囊，将泡沫层拉至对侧髋部，按压贴合并剪去多余泡沫层，露出阴囊（图7-14）。

（6）泡沫层绕至阴囊下方将两侧阴囊下方向上兜起，固定至两侧髋部（图7-15）。

（7）8cm自粘低弹力绷带绕髋一周，注意在阴阜上方。

（8）将8cm自粘绷带绕至阴茎下方及阴囊下方，在阴囊下方绕迂回到阴茎根部继续向上，直到覆盖所有泡沫层，将绷带绕至阴茎下方侧面再至对侧髋部，按压贴合，剪去多余绷带（图7-16）。

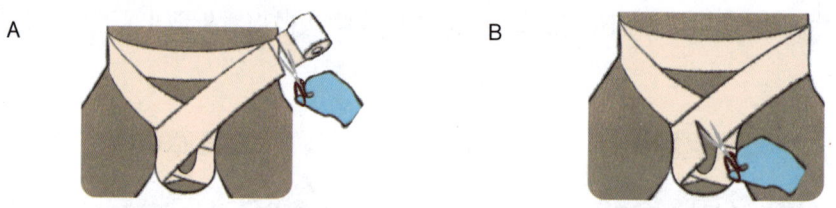

图7-14　按压贴合并剪去多余泡沫层，露出阴囊

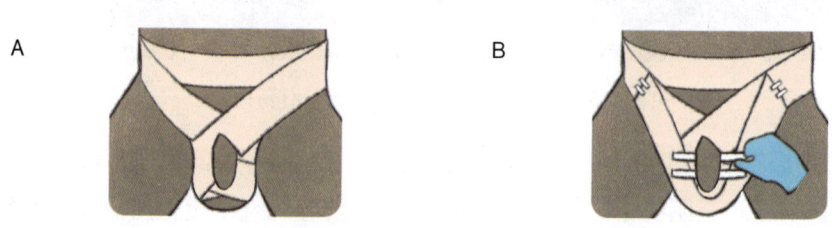

图7-15　泡沫层将两侧阴囊向上兜起

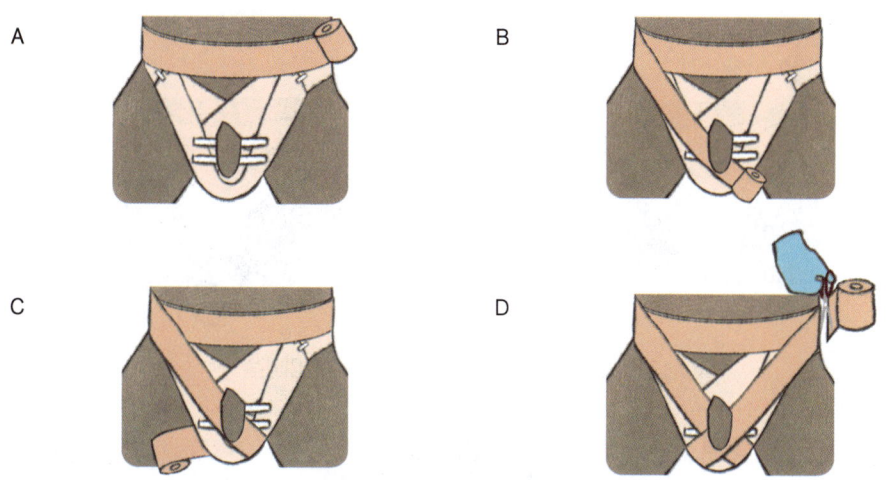

图7-16　自粘绷带绕髋包扎阴囊

（9）从对侧髋部侧面开始，重复（7）和（8）步骤（图7-17），按压贴合，剪去多余绷带，露出阴茎（图7-18）。

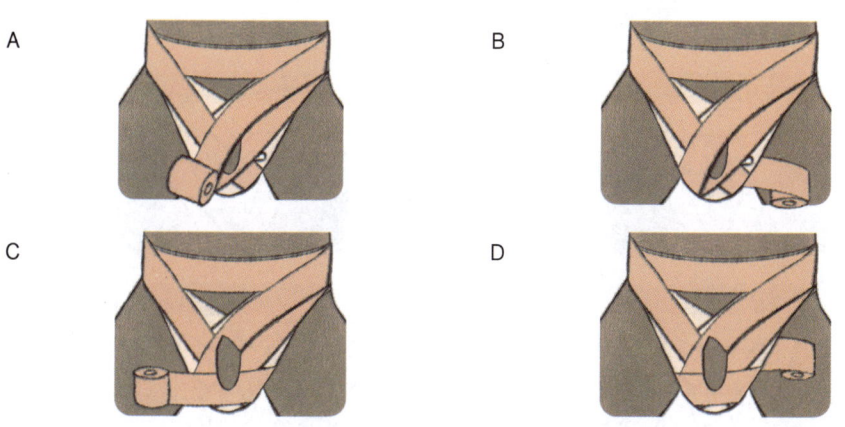

图7-17　自粘绷带绕髋包扎阴囊

（10）再用一条8cm低弹力自粘绷带提供额外的支持，将两侧阴囊下方向上兜起，固定至两侧髋部（图7-19）。

（11）采用指尖绷带包扎阴茎，从远心端向近心端缠绕，覆盖50%直至阴茎根部，同时注意最小拉伸程度（图7-20）。

A
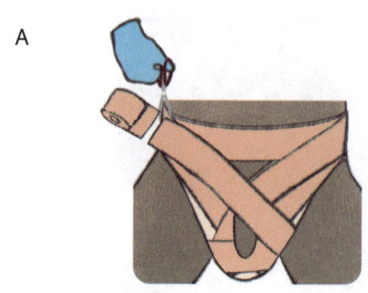

B
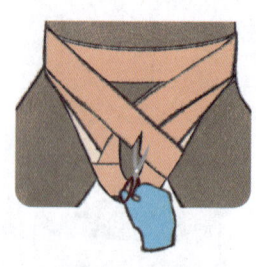

图 7-18　按压贴合并剪去多余绷带，露出阴茎

A
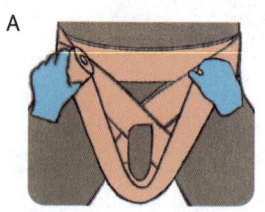

B

C
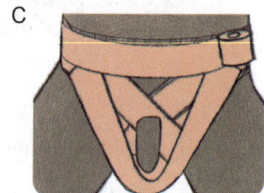

图 7-19　将两侧阴囊向上兜起

A
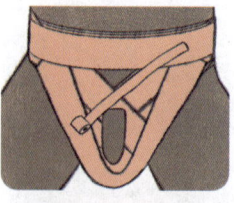

B
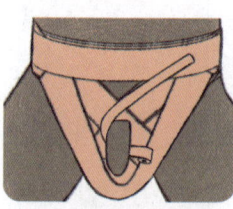

C
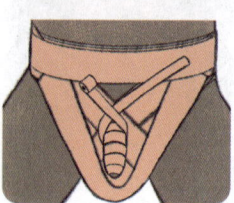

D
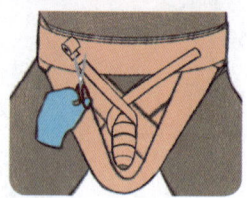

图 7-20　包扎阴茎

# 八、淋巴水肿的自我管理技能——压力服装和气压泵的选用

从预防到淋巴水肿管理的每个治疗阶段,压力服装都是一个必要的组成部分。根据患者需要加压的位置和肢体形态,通过准确测量和计算,选择合适的压力服装穿戴于肿胀部位,形成具有一定压力梯度的服装,进而达到促进淋巴回流、减轻水肿的目的。选择合适而有效的压力服装来管理淋巴水肿是必不可少的,首要的考量因素是患者淋巴水肿本身疾病状态,其次是患者的偏好、对舒适度的要求和生活习惯等。因此,患者朋友需要在淋巴水肿专业治疗师的指导下选择适宜的压力服装。

## 压力服装大揭秘

压力服装(如弹力袖套、弹力袜)是专为淋巴水肿患者设计的特制衣物,它通过持续的、均匀的压力引导淋巴液流动,减少肿胀,预防水肿复发。目前,国内外常见的淋巴水肿压力服装包括压力衣和可调式包裹加压服。压力衣根据编织特点又分为圆织压力衣和平织压力衣(图8-1和图8-2)。

圆织压力衣织物呈圆筒状编织,无接缝,弹性高,重量轻,静息压相对高,不可佩戴过夜,可用于淋巴水肿的预防和消肿后的维持治疗。

平织压力衣织物呈片状编织,再将各部分缝合而成,有接缝,弹性小,相对圆织较厚重;工作压高,静息压低,可佩戴过夜,可用于0期、I期的淋巴水肿患者及消肿后的维持治疗,肢体形态不规则时需要进行定制。

可调式包裹加压服装由短拉伸或无弹性,柔软的毡状织物制成,并用多个粘

扣固定,弹性小,可调节,常用于Ⅱ期和Ⅲ期的淋巴水肿患者以及肢体形状不规则的淋巴水肿患者(图8-3)。

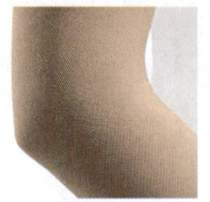
图8-1 圆织压力衣

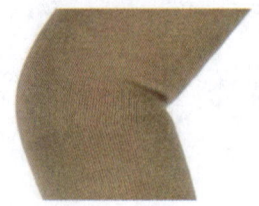
图8-2 平织压力衣

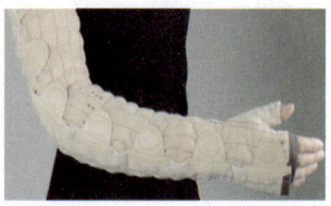
图8-3 可调式包裹加压服

根据不同患者的需求,压力服装被制成多种类型,包括压力手套、趾套,弹力袖套、袜,可调节式袖套、腿套,还有适合身体特定部位的弹力胸罩、背心、短裤等(图8-4~图8-13)。

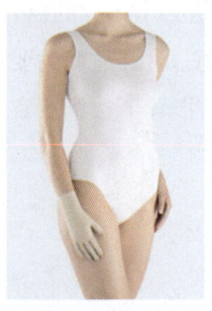
图8-4 手套

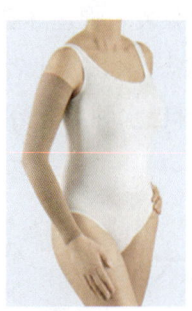
图8-5 臂套

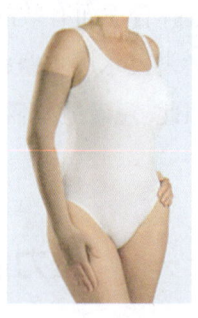
图8-6 手臂套

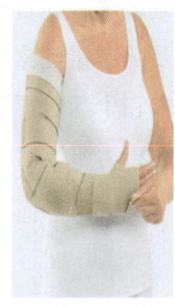
图8-7 可调式臂套

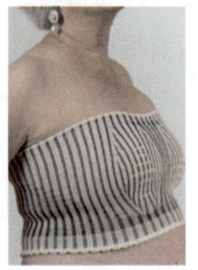
图8-8 弹力胸罩

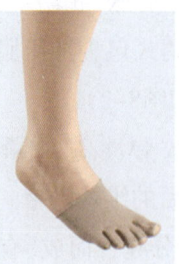
图8-9 趾套

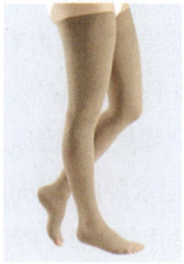
图8-10 分腿弹力袜

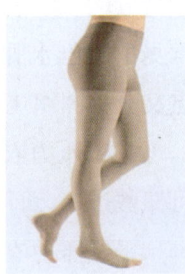
图8-11 连裤弹力袜

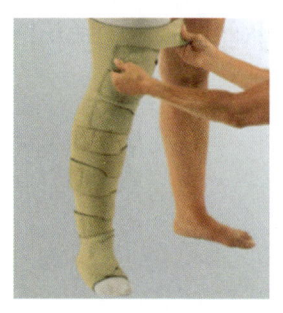 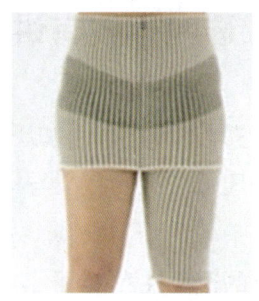

图8-12　可调式腿套　　　图8-13　弹力短裤

## 压力服装，为何而穿

患者穿戴压力服装的目的主要是最大限度地减少具有淋巴水肿高风险的肢体在运动过程中造成潜在的淋巴系统超负荷的影响，避免、减少或控制水肿发展，帮助患者能够坚持长期淋巴水肿治疗。

通过穿戴压力服装，对水肿部位产生梯度压力从而增加组织间质的压力以发挥作用：促进淋巴液从高压力区域加速向低压力区域流动；刺激淋巴管收缩改善淋巴重吸收，防止淋巴液再次淤积；配合运动提高肌泵功能；缓解组织纤维化。

## 这些情况，慎穿压力服装

穿戴压力服装是淋巴水肿患者日常生活的一部分。不合适的、无效的压力服装不仅效果不佳，还会给患者带来危险。因此，压力服装应在淋巴水肿治疗师的指导下完成选配或调整，不建议患者自行选择。

患者存在以下情况，应禁止穿戴压力服装：①不可控制的心源性水肿；②严重肢体缺血；③严重的周围神经病变；④急性感染（如蜂窝织炎或丹毒）；⑤急性静脉血栓；⑥广泛性溃疡。

如果出现以下情况，应在淋巴水肿治疗师指导下，谨慎选择适宜的压力服装：①心律失常；②高血压；③轻度至中度动脉闭塞性疾病；④稳定性心力衰竭；⑤硬皮病；⑥慢性多发性关节炎；⑦复杂区域疼痛综合征；⑧恶性淋巴水肿；⑨糖尿病；⑩身体部分或完全瘫痪；⑪感觉下降或缺失；⑫皮肤脆弱或受损。

## 选配穿戴有讲究，小细节，大学问

压力服装有多种设计、面料和压力级别。为优化压力服装治疗方案，淋巴水肿治疗师会依据压力服装的特征与构造，治疗的目的及患者的特殊需求，为患者选配合身、舒适、有效的压力服装。

1. 压力服装的选配注意事项

(1) 根据身体水肿部位选用或联用适宜的压力服装。

(2) 选用的压力服装应能够起到减少或控制水肿的作用。

(3) 压力衣适用于预防或轻度的淋巴水肿患者。

(4) 可调式包裹加压服适用于中度至重度淋巴水肿患者。

(5) 正常的肢体形状或形状变化较小者可选用成品压力衣。

(6) 对于变形的肢体，需要定制压力衣或可调式包裹加压服。

(7) 需要考虑患者肢体功能是否足够灵活穿脱压力服装，或者有无照顾者帮助（穿脱）。

2. 压力服装的穿戴注意事项

(1) 选择压力服装应保持由远心端向近心端递减的压力梯度。

(2) 穿脱压力服装避免或减少反复牵扯，不可反折叠穿，以免造成止血带效应。

(3) 穿戴好压力服装后应检查所有位置是否押平，要避免褶皱。

(4) 压力服装穿戴期间注意有无松脱迹象，及时发现，并脱下压力服装再重新穿戴。

(5) 压力服装穿戴期间注意关节和薄弱皮肤的观察与保护。

(6) 压力服装穿戴期间如出现疼痛、皮肤瘙痒、心慌等不适，需及时取下并就诊。

(7) 圆织压力衣适用于预防性穿戴，且不可穿戴过夜。

(8) 可调式包裹加压服建议在夜间适当减轻压力后再穿戴过夜。

## 压力服装，保养需有方

压力服装就像我们平日穿着的衣物一样，会随着频繁的穿脱和时间的延长而增加磨损。为保持压力服装的性能，需要进行适当的护理。正常穿戴压力服装情况下，其使用寿命为3~6个月。压力服装不可随意剪裁，建议患者准备2套压力服装，方便清洗时替换。如果压力服装洗涤后无法恢复到原来的形状，出现抽丝或有孔洞，穿上感受不到压力或变得更容易穿脱，建议更换新的压力服装。

应定期清洗压力服装，压力衣最好是每天清洗，以保持卫生和压力衣张力；可调式包裹加压服视脏污情况1个月左右清洗1次，不建议频繁清洗。

**1. 洗涤方式** 压力服装可以选择机洗或手洗。

（1）机洗 根据压力服装面料选择适宜的洗涤模式，可将压力服装放入网状洗衣袋中，以保护衣物。

（2）手洗 将压力服装浸泡在水中，轻轻揉搓。

**2. 洗涤剂** 应使用温和的肥皂或洗涤剂，不得使用漂白剂、氯化物、柔顺剂或其他衣物添加剂，以免破坏压力服装。

**3. 晾干** 通过轻轻按压挤干水分或借助吸水毛巾挤压压力服装水分，在室温下自然晾干，最好是平铺晾干，注意压力服装需内翻，避免阳光直射，勿烘干并远离热源。

**4. 放置** 压力服装不使用时，应平整放置。可调式包裹加压服应合上魔力贴，如果必须折叠时，将魔术贴粘扣朝外。

## 压力服装，常见穿戴问题解答

**1. 穿久了有点紧怎么办** 可能是压力服装尺寸过小或肢体水肿加重，建议重新测量患肢，调整尺寸。

**2. 服装滑落怎么办** 尝试调整穿戴方式或重新测量更换更贴合的尺寸。

**3. 穿着不适怎么办** 确保无折叠、材质适合；若仍不适，及时咨询医生。

## 弹力袖套，轻松穿戴，舒适生活

弹力袖套适用上肢淋巴水肿患者，通过作用于皮肤表面产生压力而起到预防及控制水肿的发生、发展的作用。弹力袖套的压力程度由其织物、织法等特性

决定，如纱线类型（弹力）、针织类型（张力）及其应用肢体的大小和形状（半径）等。同时，压力水平也受穿戴者活动的影响。

## 弹力袖套，如何选对穿对

目前，还没有任何研究断言哪一种压力治疗可以作为淋巴水肿患者的"最佳选择"。每个处于不同疾病阶段的患者情况都不一样，不能用"一刀切"的方法对待所有患者。每位患者的治疗需求和身体解剖学存在差异，因此，必须准确地评估个体情况与需求后，由淋巴水肿治疗师来建议选用何种压力器具。弹力袖套作为长期陪伴上肢淋巴水肿患者的压力器具，能够有效帮助患者维持前期的消肿效果，选择与患者适配度高的产品非常重要。除了考虑患者的生活喜好及活动能力，更为重要的是弹力袖套的设计与压力因素。不同材质、编织技术、压力级别的弹力袖套在淋巴水肿患者中应用也有很大区别，我们需要了解以下内容。

**1. 弹力袖套的编织与材料**　弹力袖套根据编织技术不同分为平织和圆织2种类型。

（1）圆织弹力袖套　编织特点是一体织成，具有无接缝、轻薄、柔软、美观、便宜等优点，可以使用更好的材料和实现量产；因其织物特性具有较长的拉伸性能，产生高静息压、低工作压特点，有助于提供持续压力，对有正常结缔组织支撑和皮肤弹性好的水肿效果最好。圆织弹力袖套由于其高静息压的特点，不可穿戴过夜，对于皮肤褶皱的肢体保护不足、肢体形态不规则的不适用以及无法抑制较为严重的淋巴水肿的复肿。建议圆织弹力袖套用于预防淋巴水肿。

（2）平织弹力袖套　编织特点是织成片状拼接而成，有接缝、织物较厚、密度高、质硬、成本相对较高等缺点。因其织物特性具有较短的拉伸性能，产生静息压低、工作压高的特点，有助于更好地控制水肿，不会对堆积脂肪和赘疣形成过度压迫，夜间可穿戴，遏制较为严重水肿的复发。建议平织弹力袖套用于0期、Ⅰ期的淋巴水肿患者，对于肢体形状不规则的可根据患者个体的解剖结构进行定制。

**2. 弹力袖套的压力等级**　目前，国内外尚未对弹力袖套压力等级对应的压力值形成统一标准，不同国家同一压力级别的产品对应的压力值稍有不同，需在淋巴水肿治疗师的指导下选配。一般情况下，上肢淋巴水肿患者穿戴弹力袖套的平均压力为Ⅱ级。当患者存在特殊情况,如身体部分或完全麻痹、肢体无力、感觉减弱等,需要降低压力,选用低压力等级的弹力袖套。若患者需要进行相对高强度运动(如打高尔夫球),则建议在运动期间穿戴Ⅲ级弹力袖套,日常生活中继续穿戴Ⅱ级弹力袖套。

另外一个重要因素就是患者水肿的位置及围度。根据穿戴部位不同可分为臂套、手臂套。在不同水肿部位上,如患者存在手肿或既往出现过手肿,则建议选择手套+臂套或手臂套的组合;如只是单纯的手臂水肿,建议选择手臂套,避免只穿戴臂套导致淋巴液反流致手部水肿。如存在上肢局部的水肿,则建议患者定制弹力袖套。在测量水肿围度上,不同压力器具的测量要求稍有不同,需对水肿围度进行准确测量来选配。有些患者希望快一点消肿,就选择尺码偏小一号的产品,这样做会适得其反,不仅穿着困难,穿戴上身之后也不舒适。有些患者又因担心穿戴不舒适,选择偏大的尺码,是不恰当的,这会导致无法形成有效的加压,治疗效果无法保证。因此,弹力袖套的尺码需适合肢体水肿的围度,建议经专业治疗师准确测量后进行弹力袖套的选择。

### 3. 弹力袖套如何穿戴

(1)穿戴前先检查弹力袖套的完整性和弹性,如果磨损严重或弹性较差则需更换。

(2)检查指甲,如过长则需修剪指甲,防止穿戴时损伤弹力袖套及皮肤。

(3)做好皮肤护理,涂抹温和、安全、无刺激的护肤品,待吸收后再开始穿戴。

(4)穿戴弹力袖套时先将袖套反折1/3套于患肢上,再将袖套逐渐向上穿戴。

(5)穿戴过程中避免过度拉伸,若出现袖套褶皱,轻轻拉动提起调整抚平,保证袖套穿戴平整。

(6)穿戴弹力袖套期间,注意关节、薄弱部位的皮肤保护,保证关节的功能性。

(7)穿戴完毕后检查袖套是否穿戴到位及末梢循环情况。

(8)若出现指甲苍白、指端冰冷,呈暗紫色;或者皮肤发红、疼痛、皮疹、瘙痒、心悸、胸闷等不适,请立即脱下袖套,停止穿戴并及时就诊。

(9)建议首次穿戴弹力袖套的患者,穿戴2~4h后需脱下袖套检查患肢情况,无异常逐渐增加穿戴时长。

(10)脱袖套时反折脱出(图8-14)。

(11)穿戴弹力袖套治疗期间也需定期就诊评估及时调整治疗方案。

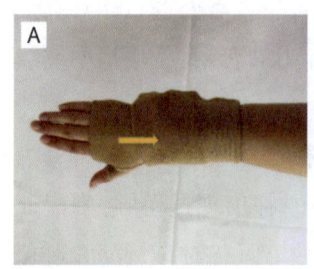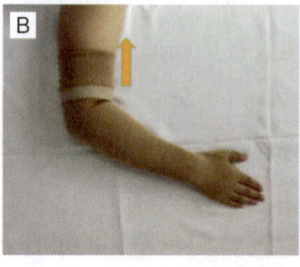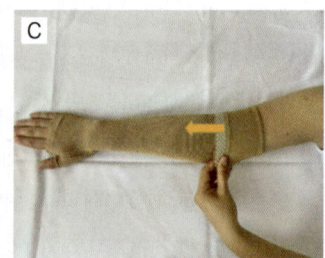

图8-14 弹力袖套穿戴

## 弹力袜，如何选对穿对

弹力袜的分级在不同国家有所差异（表8-1）。不同压力等级的弹力袜适用于不同疾病的预防或治疗。对于下肢淋巴水肿患者，如果水肿可逆通常选用大于35mmHg的弹力袜；对于不可逆的水肿，建议选用大于49mmHg的弹力袜。但具体到每个患者，需要由临床医生或专业护师评估压力等级后进行个体化选择。例如，下肢淋巴水肿同时存在轻中度下肢缺血的患者，压力级别的选择要低于非缺血患者。

表8-1 不同国家弹力袜的分级

| 压力等级 | 英国 | 法国 | 德国 | 美国 |
| --- | --- | --- | --- | --- |
| Ⅰ级 | 14~17mmHg | 10~15mmHg | 18~21mmHg | 20~30mmHg |
| Ⅱ级 | 18~24mmHg | 15~20mmHg | 23~32mmHg | 30~40mmHg |
| Ⅲ级 | 25~35mmHg | 20~36mmHg | 34~46mmHg | 40~50mmHg |
| Ⅳ级 | 未公开报道 | >36mmHg | >49mmHg | 50~60mmHg |

由表8-1可知，不同国家间弹力袜的压力等级差别极大，如法国的Ⅱ级弹力袜仅相当于美国Ⅰ级弹力袜的压力范围。我国市场上各个国家的弹力袜品牌繁多，所以医务人员在开具压力处方或患者在购买弹力袜时应指明压力值，而非压力等级。

医务人员帮助患者确定弹力袜的压力等级后，患者要根据肢体的测量结果来购买弹力袜。不同国家的弹力袜产品要求测量的位置也存在差异,所以要依据具体产品的说明书进行测量。最后,参照产品标定的尺寸表选择适合于患者的弹力袜。穿弹力袜时,先将专用袜套套上,弹力袜反折至脚后跟;然后套在脚上,将袜子穿至脚后跟,两手拇指撑开袜子,拉至脚背,并调整好脚后跟部位,把袜筒往上翻。第一足趾在内,其余四趾在外,逐步向上以"Z"字形上提,直至上提至膝关节下2cm,从袜子开口处轻轻拉出专用袜套,抚平皱褶,穿着完毕。当脱压力袜时,在皮肤上有一些轻微的凹痕是很正常的,大约20min后消失。可准备两套袜子,换洗备用。

弹力袜在使用过程中需要维护,按照说明书要求清洗,通常手洗,水温30~40℃,可使用柔和的洗衣剂或特殊的袜子洗涤剂。应避免使用药物柔顺剂、强力洗涤剂、洗发香波,因上述制剂含有软化剂。袜子应平铺于晾衣架晾干,不可使用烘干机,不可熨烫、氯化物或化学物清洁。平时剪短指甲,避免损坏袜子,损坏的袜子不能自行修补。

## 家用气压泵,智慧选择,安全使用

**1. 什么是气压泵**

气压泵是一种专业设备,通过周期性充气和放气,模拟按摩手法,对患肢施加有规律的压力,帮助淋巴液流动,缓解水肿和不适。

**2. 气压泵的三大优势**

(1)有效消肿　通过定向压力缓解肿胀,减少患肢的沉重感。

(2)促进循环　加快淋巴液和血液的流动,改善患肢淋巴液淤积状况。

(3)简单易用　无需复杂操作,适合居家使用。

**3. 使用气压泵的注意事项**

(1)选择合适的压力　一般压力为30~60mmHg,具体压力由医生或治疗师评估后确定。

(2)操作步骤　①先清洁患肢,确保皮肤完整;②穿戴压力袖或袜后使用气压泵。③调整到适合自己的模式和时间(每次0.5~1h)。

(3)观察患肢反应　若出现不适或水肿加重,应立即停止使用并咨询医生。

**4. 气压泵使用时的常见问题**

（1）使用后腿根部水肿更明显怎么办　可能是压力过大或操作顺序不当,建议调整压力,并遵循"先近心、后远心"的引流顺序。

（2）为什么会排尿增多　这是正常现象,表明多余液体被排出体外。

（3）可以每天使用吗　可以,但要根据医生建议调整使用频率和时间。

## 压力服装与气压泵的日常搭配

1. 白天穿压力服装,晚上用气压泵　白天防止水肿复发,晚上帮助液体排出,效果更好。

2. 配合功能锻炼　在使用气压泵时,可以轻微活动手指或脚趾,帮助提升效果。

3. 坚持清洁与维护　定期清洗压力服装,正确存放气压泵附件,延长其使用寿命。

## 生活场景中的应用提示

1. 工作时,压力服装帮你应对久坐久站　长时间坐着或站立时,压力服装可有效防止肢体水肿。

2. 居家时,气压泵让你轻松护理　每天晚上看电视或休息时使用气压泵,无需额外花费时间,轻松完成护理。

3. 旅行时的装备选择　在长途旅行中,优先穿戴压力袜,并定时起身活动。气压泵可以在旅途中作为辅助设备使用。

## 患者真实故事分享

患者张女士的体验："我术后一直担心水肿反复,在医生建议下购买了压力袜和气压泵。早晨穿着压力袜出门活动,晚上用气压泵按摩患肢,现在感觉比以前轻松多了,工作也有精神了！"

# 九、淋巴水肿的自我管理技巧
## ——消肿功能锻炼

## 康复运动：哪些适合，哪些要避开

**1. 绿色运动清单** 淋巴水肿病友不要因为肢体或身体某个部分曾进行手术而避而不用，只要不过分劳累，日常运动不引起疲劳或患侧肢体不适感，患侧肢体进行轻巧的动作对减低淋巴水肿发生风险及改善淋巴水肿症状有较大的帮助。主要包括：有氧运动，力量训练和柔韧性训练，如快走、慢跑、有氧健身操、瑜伽、普拉提、骑自行车、跳舞、八段锦、太极和游泳等适当的运动锻炼（图9-1~图9-3）。

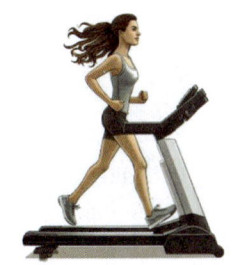
图9-1 跑步

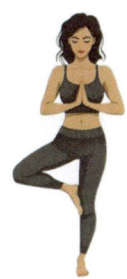
图9-2 瑜伽

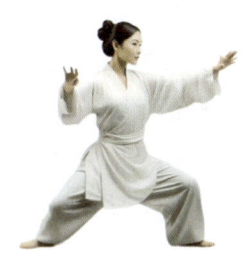
图9-3 太极

**2. 红色警戒清单**

（1）任何急性感染、心源性疾病、神经系统疾病、急性深静脉栓塞、平衡协调能力下降、运动感觉减退的患者。

（2）避免患侧肢体做负重运动，避免给患肢带来过大的压力，进而影响消肿

治疗效果。避免过于剧烈的运动，如抱小孩、拎重物、搬重物、推重车、打篮球、踢足球等。

（3）避免力度过大而重复的动作，如拖地、用力拖拉等。

（4）避免在极寒或高温天气进行户外锻炼。

## 居家消肿锻炼小贴士

定期定量运动，循序渐进，持之以恒。初始锻炼易慢且有节奏，以患侧肢体最大耐受度为限，切勿过度疲劳。锻炼时长每日1h左右，可分多个时段进行。每段之间让患肢得到充分的休息。

建议锻炼时始终穿戴压力袖套、压力袜或使用短延展的压力绷带。

注意防止意外损伤，运动时不要穿拖鞋或者漏脚趾的鞋子，尽量长衣长裤。

不宜过久及进行激烈运动，根据淋巴水肿治疗师建议的运动频率进行运动，每次时间有效控制在身体耐受范围内。

上肢切勿使用患臂负重，尤其不要使用患侧肩背负沉重的背包、袋子，以避免因血管扩张而增加淋巴液分泌，加重淋巴系统负荷。建议用患臂负重<6.8kg，不宜提重物超过5min；抱孩子、买菜（提菜）也不例外。

如果肿胀的肢体感到疲倦或不舒服，请立即放松或停止锻炼。

锻炼后注意观察患侧肢体情况，一旦有异常变化或不适及时向专科医生或淋巴水肿治疗师进行咨询。

运动结束后避免洗过热的热水澡或桑拿、蒸汽浴、按摩浴、热水泡浴等，因为这些可能会导致肿胀加剧。

## 头颈部消肿专属锻炼法

全身放松，腹式呼吸3~5次。

**1. 头颈部训练** 端坐或站立或舒适体位，上身直立，肩部不动，每个动作保持10s，重复做10次为1组，每天3组。

（1）转动练习　深呼吸,呼气时将头部缓慢转向患侧,尽可能往远处看,保持的姿势默数到十→回到起始位置→再将头部缓慢转向健侧至最大极限位置,尽可能往远处看,然后保持的姿势默数到十→再次回到起始位置→重复以上动作（图9-4）。

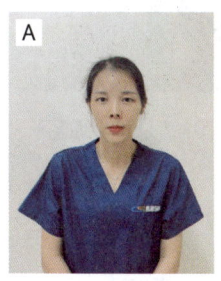 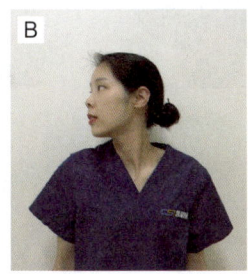 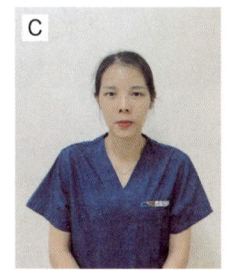 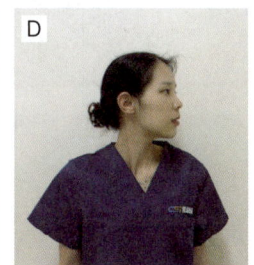

图9-4　转动练习

进行拉伸练习同时,可轻轻地把手放在对侧脸面辅助给予轻压力。

（2）倾斜练习　吸气,将右手放置在左侧头部→呼气,右手轻微施加压力把头偏向右侧,让右耳朵靠近右肩膀,直到感到脖子的另一边皮肤有牵拉感→坚持从1数到5,回到起始位置→在另一边重复以上动作（图9-5）。

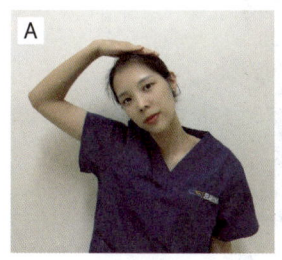 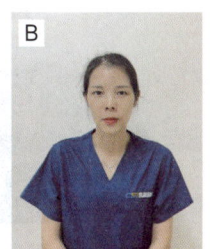 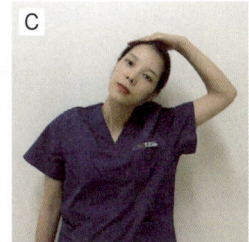 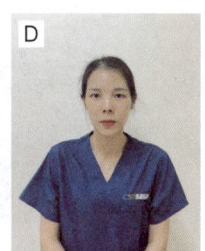

图9-5　倾斜练习

避免转动头部或抬起肩膀。为增加伸展,尽量不移动身体。

（3）低头练习　吸气,呼气低头使下巴尽量贴近胸部,试着做出双下巴→坚持此动作从1数到10→吸气,呼气抬头回到初始位置→重复以上动作（图9-6）。

（4）仰头练习　吸气,缓慢把头往后仰,直到脖子皮肤有牵拉感,望天花板维持10s→回到起始位置→重复以上动作。后仰时,可以用手放置额头及下巴给予辅助支持,增加舒适度（图9-7）。

75

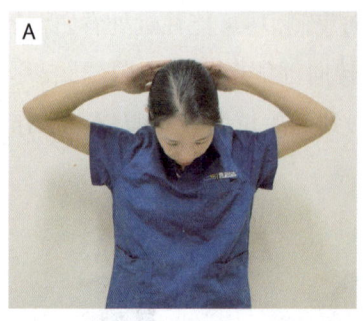
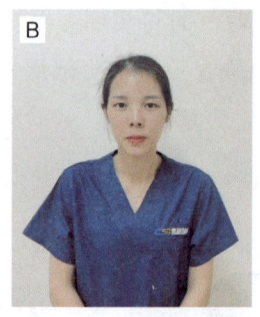
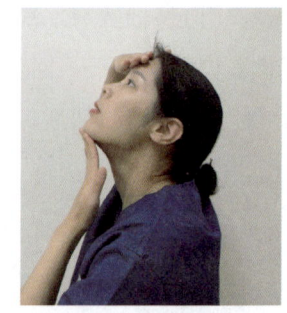

图9-6　低头练习　　　　　　　　　　　　图9-7　仰头练习

**2. 肩部练习**　站立,双脚与肩平宽。以下每个动作保持10s,重复10次为1组,每天3组。

(1)耸肩　双肩放松,做最大限度向上耸肩→回到起始位置→重复以上动作(图9-8)。

(2)外展　双手侧平举与肩同高,保持水平线维持→双手缓慢放下→重复以上动作(图9-9)。

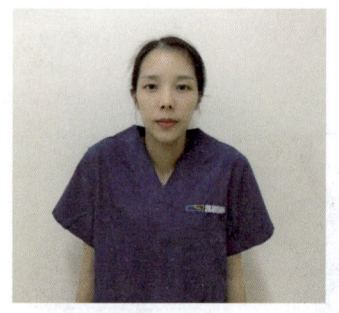
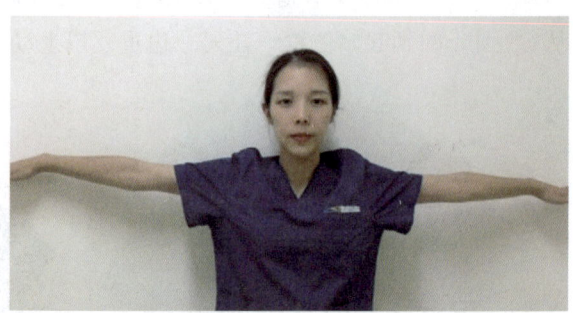

图9-8　耸肩　　　　　　　　　　　　　　图9-9　外展

(3)旋转肩关节　双手置于双肩峰,向前缓慢转动肩膀,重复10次→肩胛骨收紧—放松,重复5次→向后缓慢转动肩膀→重复以上动作(图9-10)。

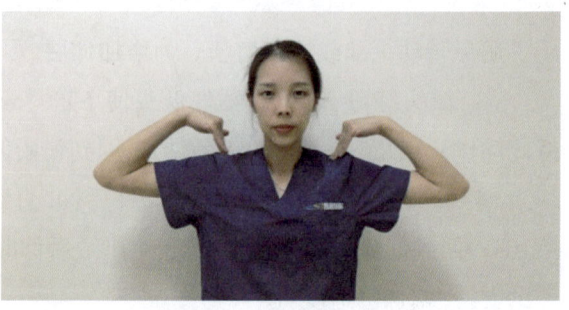

图9-10　旋转肩关节

（4）上举后拉伸训练　双手垂直向上举,与肩同宽维持10s→双手缓缓下垂→双手在背后合十,缓慢向后拉伸至最大限度维持→双手恢复至身体两侧→重复以上动作(图9-11)。

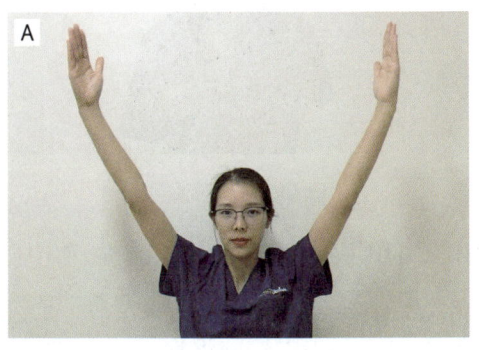
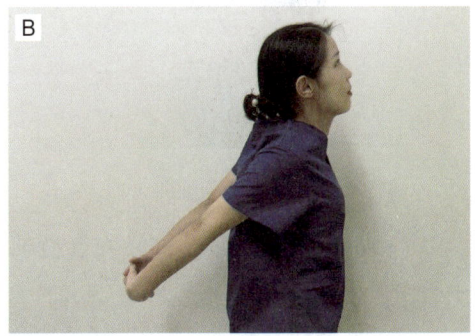

图9-11　上举后拉伸训练

**3. 口面部训练**

（1）示齿练习　用力将唇向两边展开,尽可能露出最多的牙齿,可通过发"i"音辅助完成(图9-12)。

（2）嘟嘴练习　将嘴嘟起,或发"u"音(图9-13)。

（3）张口练习　张口,过程从小—中—大(极限最大化),中间隔停顿1s,每天150~200次(图9-14)。

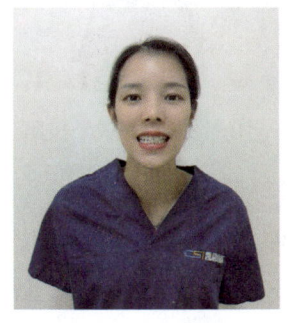
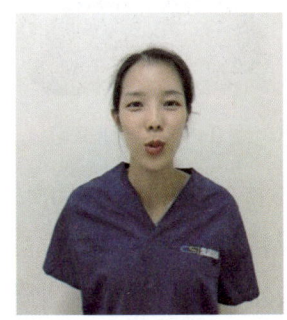
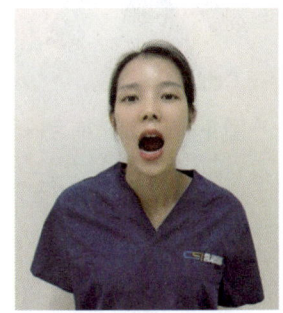

图9-12　示齿练习　　　　图9-13　嘟嘴练习　　　　图9-14　张口练习

（4）下颌练习　下颌尽力前伸,并向前后、左右方向运动,下颌回缩(图9-15和图9-16)。

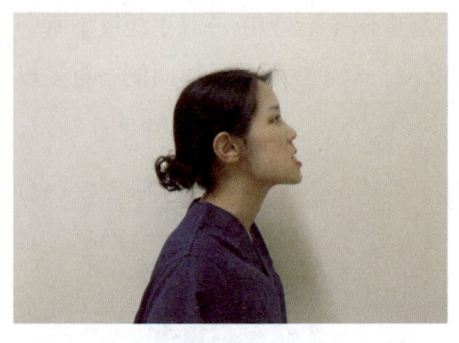
图9-15 下颌前伸

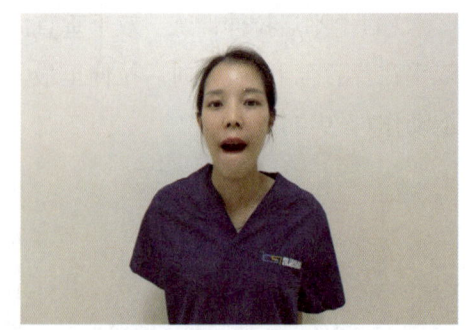
图9-16 下颌回缩

（5）鼓腮练习　将脸颊鼓起做鼓腮动作，可用手指放于脸颊两侧施加一定压力（阻力）（图9-17）。

（6）咂唇练习　用上唇下唇的力量集中区发力。上下唇轻轻抵住，注意不要抵得太紧；突然放开，发出清晰的响声（类似飞吻动作）（图9-18）。

（7）颞颌关节按摩　示指、中指及环指并拢在颞颌部轻柔环形按摩（图9-19）。

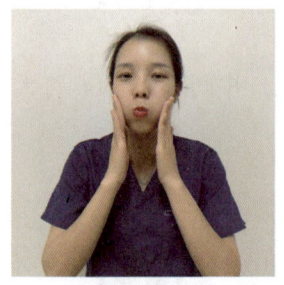
图9-17 鼓腮练习

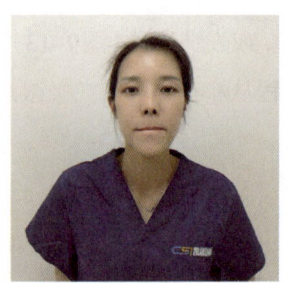
图9-18 咂唇练习

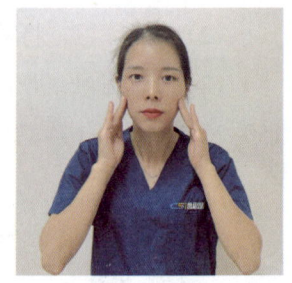
图9-19 颞颌关节按摩

**4. 舌部训练**　每个动作维持10s，重复动作10次为1组，每天3组。

（1）伸展练习　头颈部保持不动，舌头最大限度向前伸出维持10s，恢复原位后用力做吞咽动作；再将舌头分别向左、向右最大限度伸出维持10s，然后恢复原位后用力做吞咽动作（图9-20）。

（2）舌头环绕练习　舌头延牙龈做环绕运动（图9-21）。

（3）弹舌运动　用舌顶住硬腭后快速弹舌发出响声，速度可逐渐加快（图9-22）。

（4）舌抗阻练习　舌头分别顶起两侧颊部，同时用手在颊面部施压抵抗舌头（图9-23）。

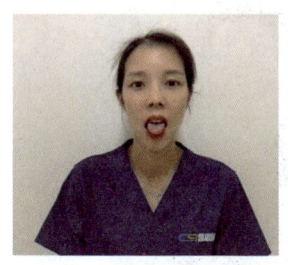
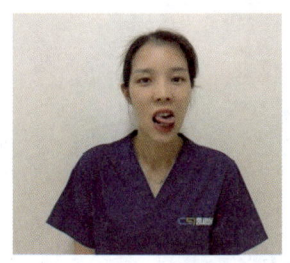
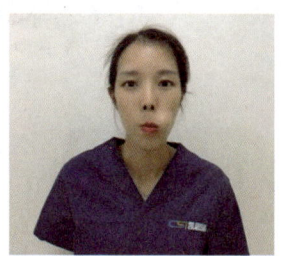

图9-20　伸展练习　　　　　图9-21　舌头环绕练习　　　　图9-22　弹舌运动

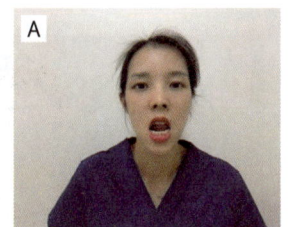
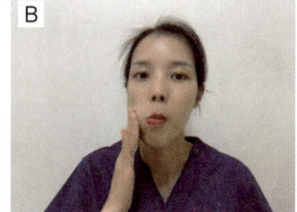

图9-23　舌抗阻练习

## 上肢消肿专属锻炼法

上肢可进行深呼吸、手指运动、手腕运动、曲肘运动、肩部运动、直臂上举运动、扩胸运动、手臂抗阻运动、扩胸抗阻运动、拉伸练习，以及唱歌、游泳、瑜伽等。

（1）中风险：跑步、自行车、极限徒步旅行、爬山。

（2）高风险：网球、高尔夫、用患肢搬运行李杂物、擦洗等。

**特别提醒**：进行上肢功能锻炼时患侧肢体应始终穿戴压力袖套或包扎短延展的压力绷带。

**1. 全身放松**　可选择站立位或坐位，腹式深呼吸。深呼吸，吸气时握拳双臂曲肘收到胸前；呼气，张开双臂（图9-24）。

**2. 按摩排空双侧锁骨上及腋下淋巴结**　将手放置到锁骨上方颈部凹陷处的淋巴结上，每1s1次，轻柔按压10~15次。再将手放置在腋窝下的淋巴结上，每1s

1次，轻柔按压10~15次。按压时，每30s深呼吸1次（图9-25和图9-26）。

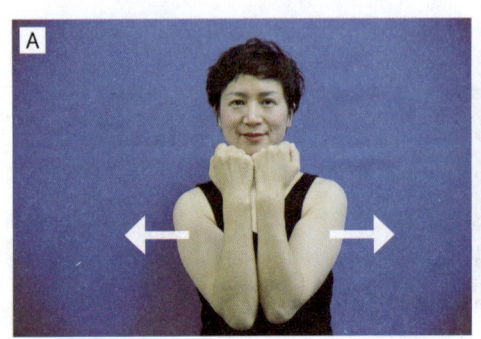
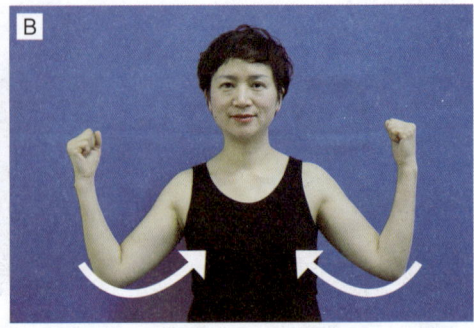

图9-24　深呼吸

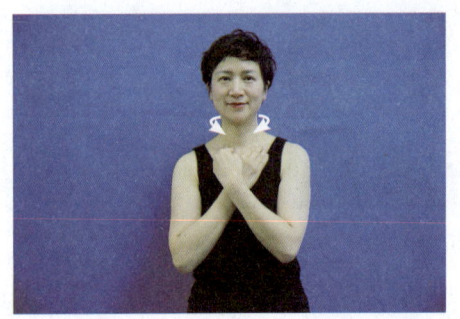

图9-25　按摩双侧锁骨淋巴结

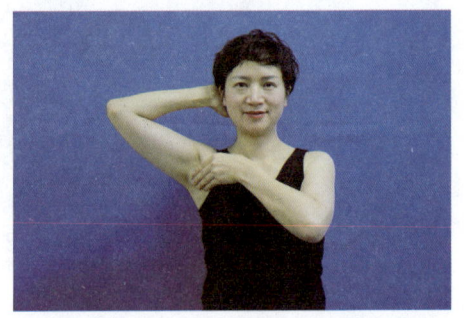

图9-26　按摩双侧腋窝淋巴结

**3. 头颈部及肩部关节**

活动肩部和肩胛部，增加肌肉活动以促进淋巴液向颈静脉的回流。

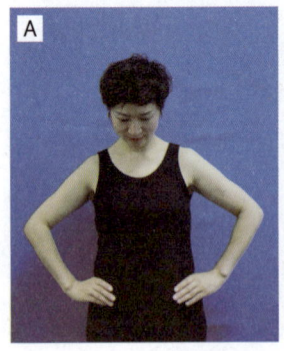
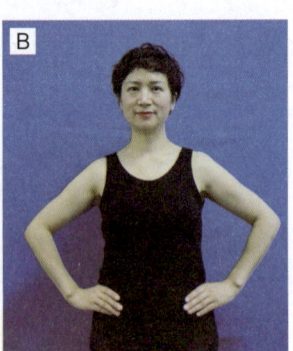

图9-27　低头运动

（1）头部运动　①低头运动：深呼吸，吸气低头，将下巴经可能贴向胸部；呼气，把头抬起回到起始位置，正视前方（图9-27）。②仰头运动：吸气，把头缓慢往后仰；呼气，把头抬起回到起始位置，正视前方（图9-28）。③头部转动运动：吸气，头部缓慢向右侧转动；呼气，头部回到起始位置；吸气，头部缓慢向左侧转动；呼气，头部回到起始位置（图9-29）。

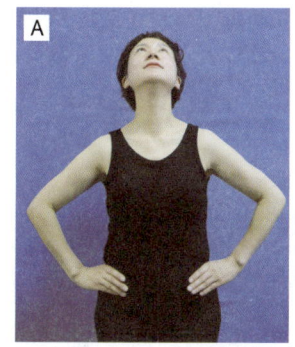
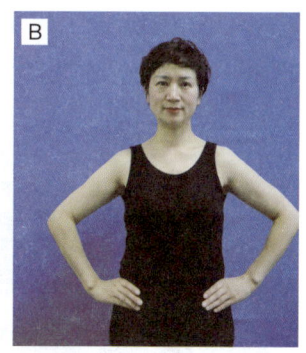

图9-28　仰头运动

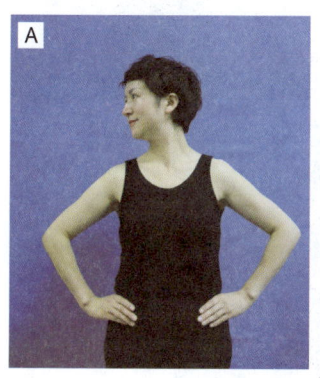
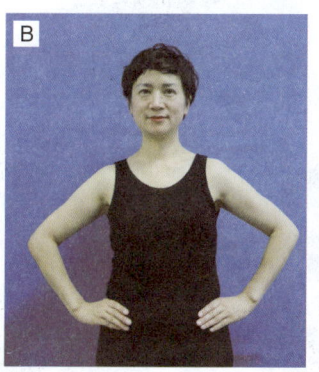
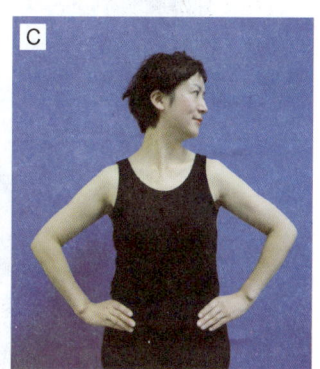

图9-29　头部转动运动

（2）耸肩运动　吸气时，把你的肩膀伸向上靠近耳朵；呼气时，让肩膀下沉，当你把肩膀回到起始位置时再吐一次气（图9-30）。

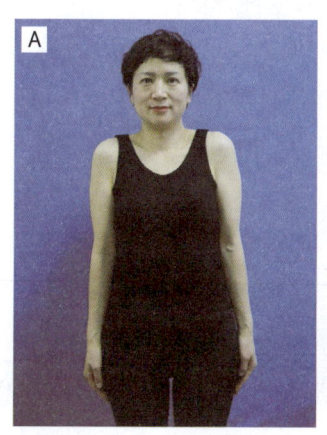
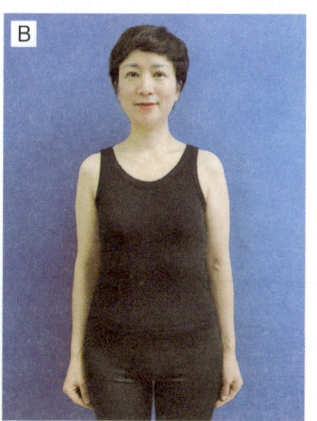

图9-30　耸肩运动

(3) 肩部运动　深吸气将双手放置双肩，呼气抬起肩膀，把肩膀往前环转一圈；吸气双肩回到起始位置；呼气向后环转肩膀一圈，吸气双肩回到起始位置（图9-31）。

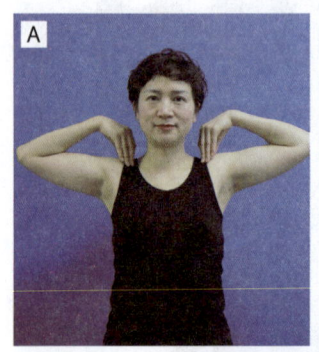
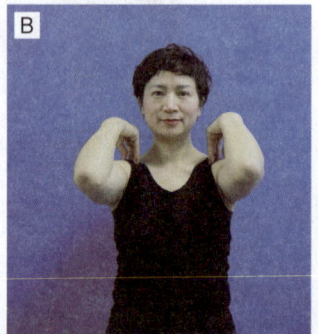
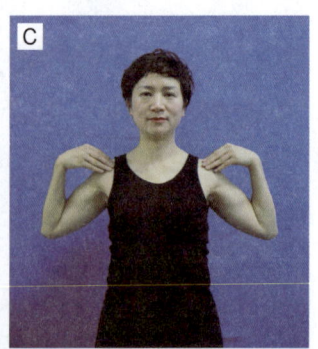
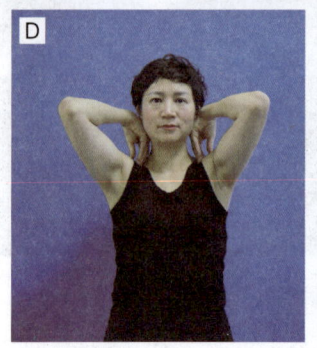
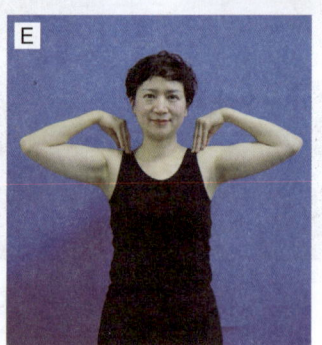

图9-31　肩部运动

**4. 患侧行屈肘、握拳、"雨刮式"等屈曲或伸展活动**

(1) 屈肘固定运动　吸气时，握拳将手臂向前弯曲到90°，把肘固定在身体两侧夹紧；呼气时固定肘关节，将前臂缓慢外伸打开（图9-32）。

(2) 曲肘运动　吸气时，握拳将患侧从身体侧面抬高至与肩平齐；呼气时，曲肘（图9-33）。

(3) 握拳肩旋转运动　吸气，握拳把手臂举到空中，在空中做顺时针旋转，然后在空中逆时针旋转（图9-34）。

(4) "雨刮式"运动　吸气，患侧手搭在健侧肩上；呼气，把你的手臂向患侧伸直；再次吸气，把你的手移回对侧的肩膀；呼气，把你的手臂向患侧伸直（图9-35）。

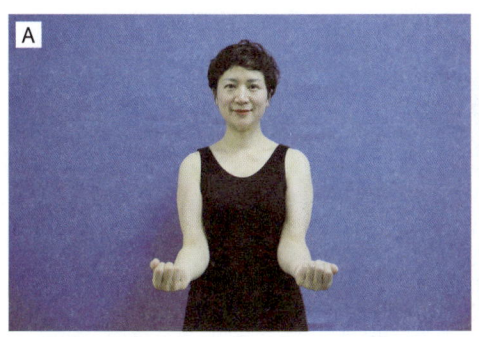
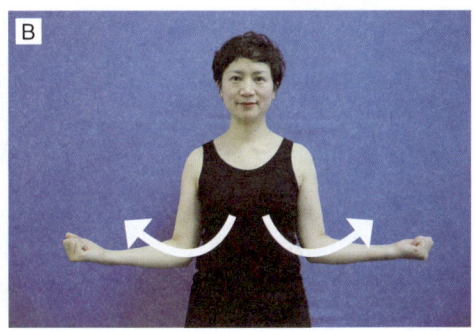

图 9-32　屈肘固定运动

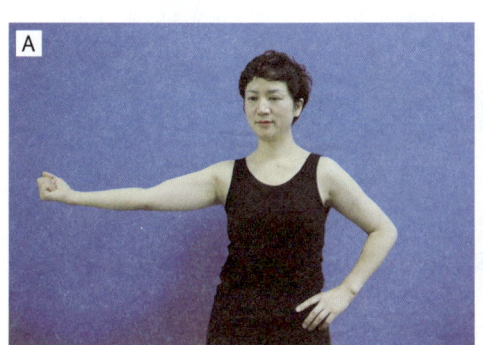
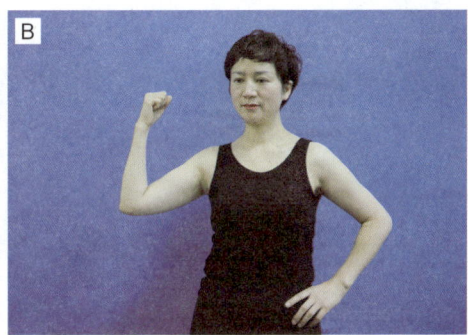

图 9-33　屈肘运动

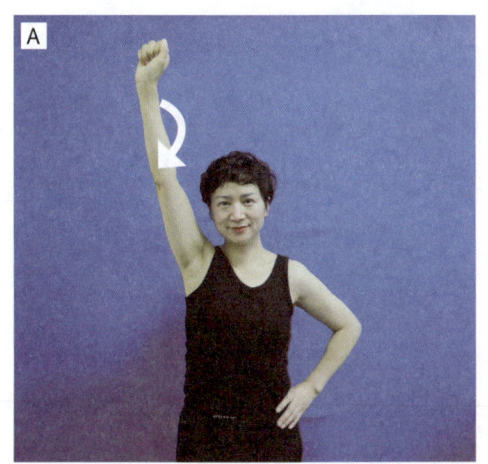
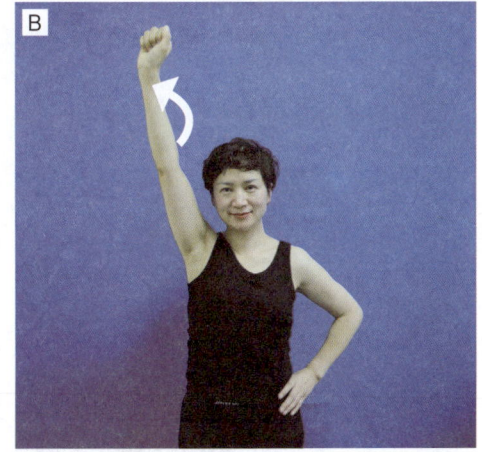

图 9-34　握拳肩旋转运动

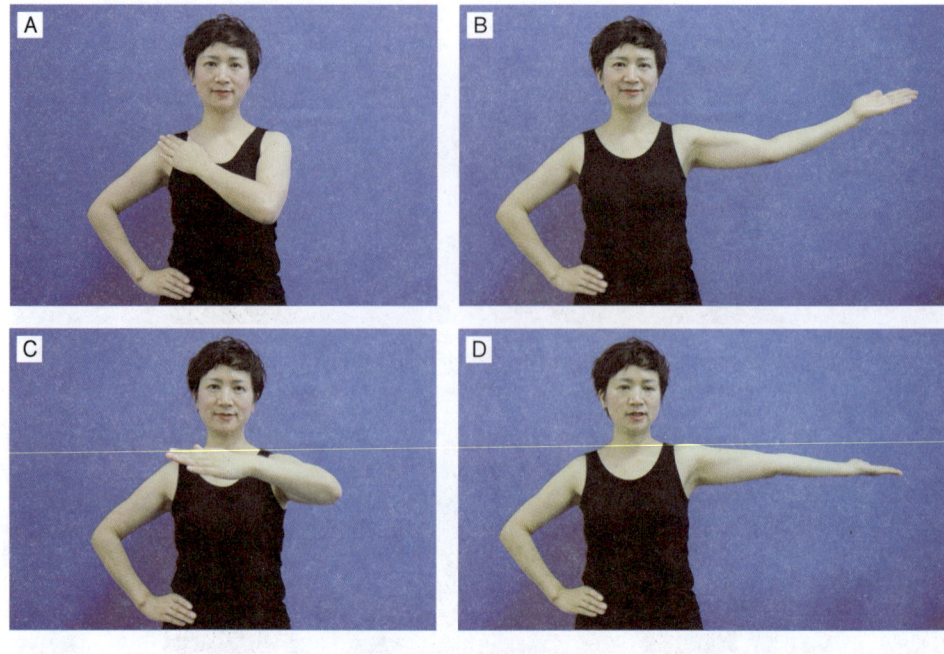

图9-35 "雨刮式"运动

**5. 上肢上举、身体前屈、后仰、左右侧弯运动,以伸拉胸肌和斜方肌等**

(1)身体前屈运动　吸气时,把手臂伸到头顶上;呼气时,双臂垂在前方,慢慢下垂(图9-36)。

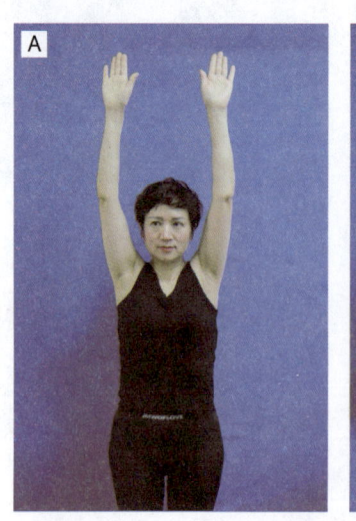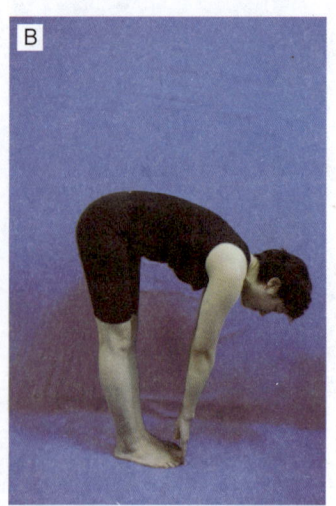

图9-36　身体前屈运动

（2）脊椎后屈运动　把手放在后背上，向后弯曲时吸气，呼气时伸直身体（图9-37）。

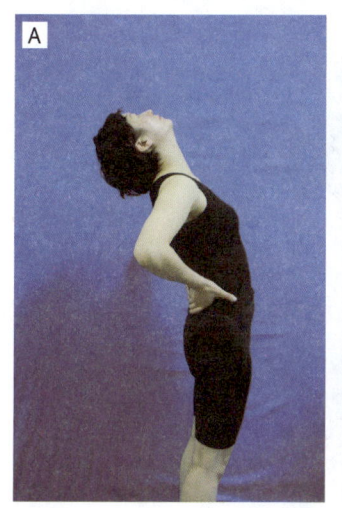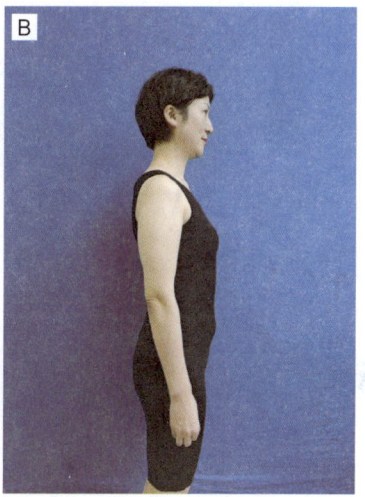

图9-37　脊椎后屈运动

（3）侧屈运动　站直，深吸气患侧上肢举过头，向对侧弯曲，呼气时伸直身体回到起始位置；再次重复动作（图9-38）。

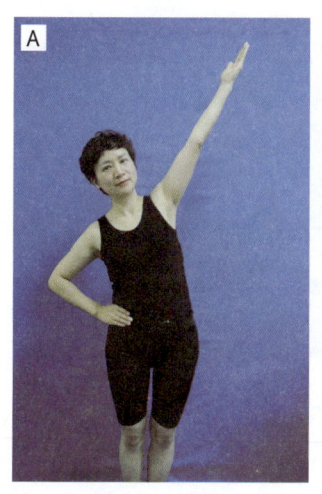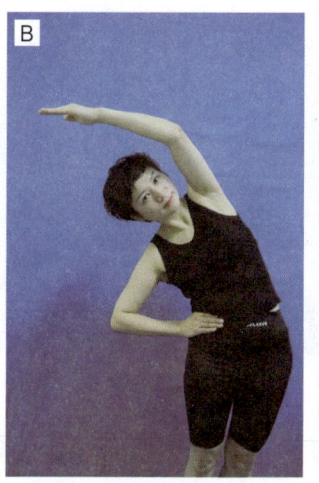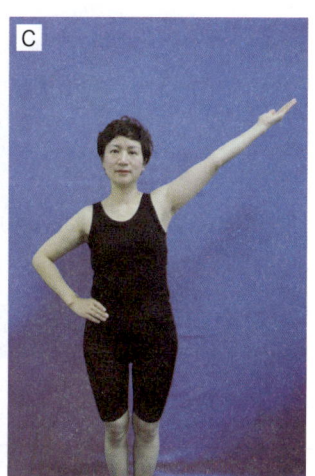

图9-38　侧屈运动

运动同时进行有节律的腹式深呼吸，以上每个动作练习5~10次为1组，每天

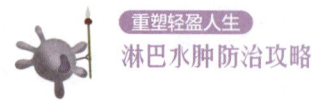

练习3组。运动结束平卧位,患侧上肢抬高放松休息(图9-39)。

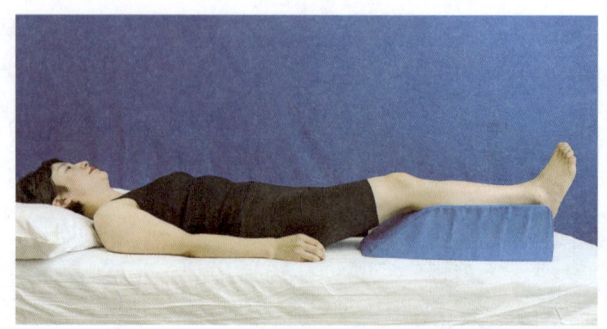

图9-39 放松休息

## 下肢消肿专属锻炼法

**特别提醒**:进行下肢功能锻炼时,患侧肢体应始终穿戴压力袜或包扎短延展的压力绷带。

(1)全身放松,可选择站立位或坐位,腹式深呼吸。

(2)深呼吸,呼气时双臂曲肘收到胸前;深呼吸,呼气时双臂张开(图9-40)。

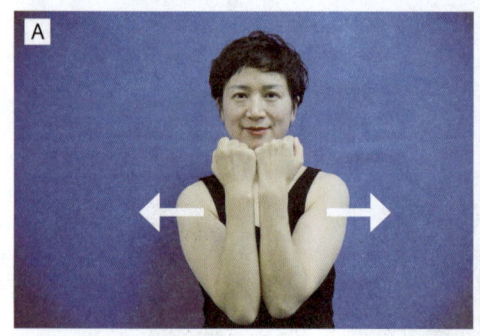
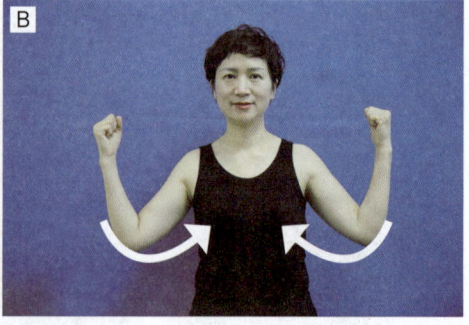

图9-40 深呼吸

(3)排空双侧锁骨上及腋下淋巴结、双侧腹股沟淋巴结(图9-41和图9-42)。

1. 平卧位,髋关节、主动髋关节运动、臀部、膝关节、足部行屈曲、伸展运动。进行踝泵运动、股四头肌训练、双侧膝到胸运动及下肢空中蹬踏运动,如空中行走、骑自行车、交叉步等(图9-43~图9-45)。

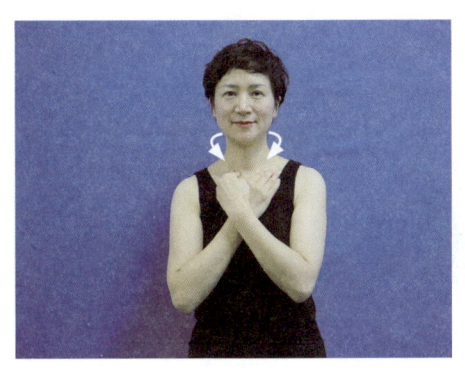

图9-41 排空双侧锁骨上淋巴结

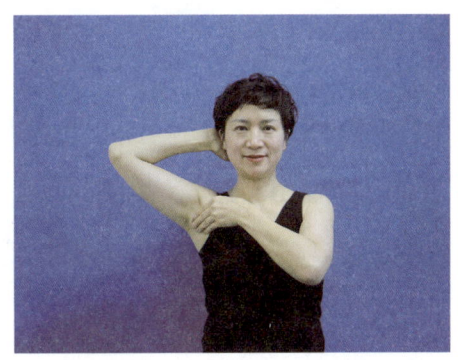

图9-42 排空双侧腋下淋巴结

（1）踝泵运动 ①踝关节屈伸运动：平躺位或坐位，下肢伸展，大腿放松，将脚尖缓缓内勾，尽力使脚尖朝向自己，至最大限度时保持5~10s，然后脚尖绷直下压，至最大限度时保持5~10s，然后放松。每天练习5~8组，每次10min左右。②踝关节环转运动：下肢伸展，大腿放松，以踝关节为中心，脚趾作360°环绕，尽力保持动作幅度最大。每天练习5~8组，每次10min左右。

（2）股四头肌收缩运动 腿部伸直，膝部下垫软枕足背弓起，使大腿前侧肌肉紧绷，维持5s后放松。如此重复20次，休息2~3min，每天练习3~5组（图9-46）。

**2. 屈膝屈髋运动** 平卧位，双侧或单侧屈膝运动。同时把2个膝盖（单侧）抱起向胸部靠近，然后放下膝盖使手臂被拉直，在整个练习过程中，你的腰背应该保持平躺在地板或垫子上，不要拱

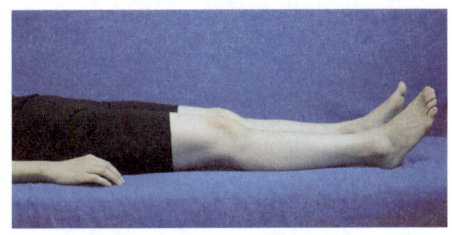

图9-43 平卧

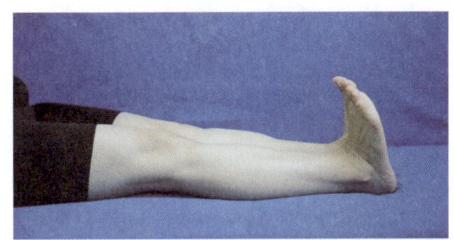

图9-44 足趾屈

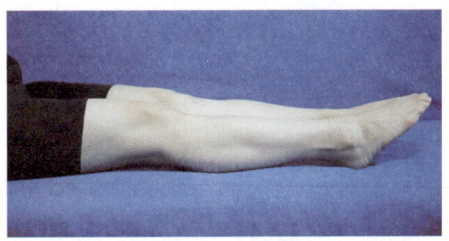

图9-45 足趾屈

起。重复10~15次（图9-47~图9-50）。

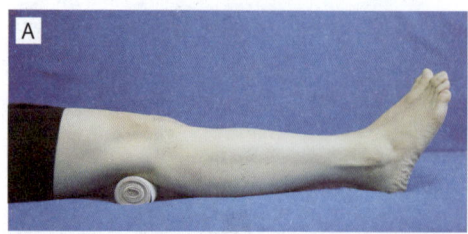
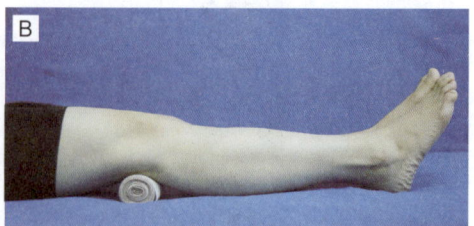

图9-46　股四头肌收缩运动

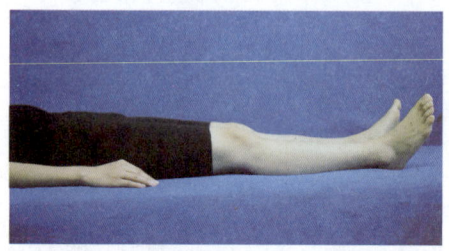

图9-47　平卧

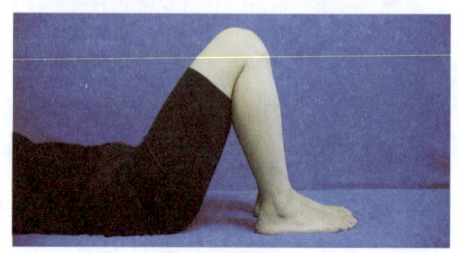

图9-48　屈膝

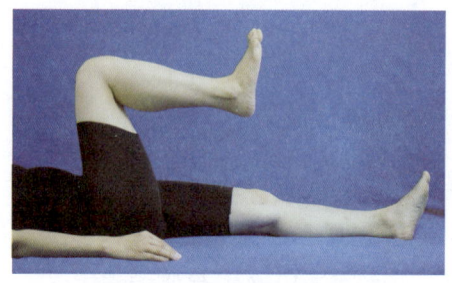

图9-49　单侧屈膝屈髋运动

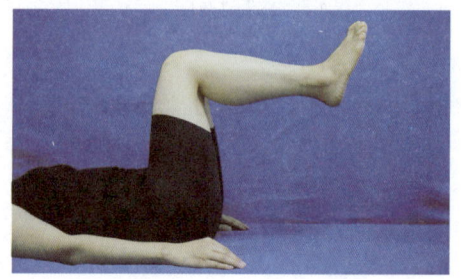

图9-50　双侧屈膝屈髋运动

3. **主动屈髋运动**　只在患肢进行屈膝运动。把患肢膝盖抱起向胸部靠近，向对侧及外展方向摆动患侧膝盖。在整个锻炼中，腰背应保持平躺在地板或垫子上，不要让它滚动或拱起来。重复10~15次（图9-51）。

4. **空中行走——爬墙**　把腿靠在墙上或椅子上，在墙上做步行运动。重复5~10次（图9-52）。

5. **空中交叉步运动**　把腿伸直躺下（或靠在椅子上或靠墙），腿尽可能地外移，然后交叉双腿，重复5~10次（图9-53）。

**6. 空中骑自行车运动** 腿伸直躺下（或靠在椅子上或靠墙），双腿做蹬自行车动作，重复5~10次（图9-54）。

运动结束平卧位，双下肢抬高放松休息（图9-55）。运动同时进行有节律的腹式深呼吸，锻炼应循序渐进，以无疼痛感为宜。

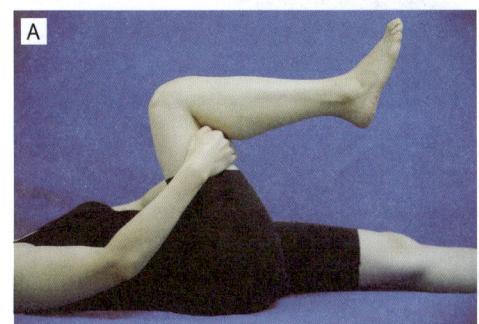 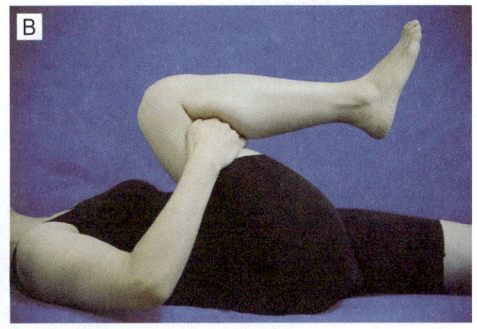

图9-51　主动屈髋运动

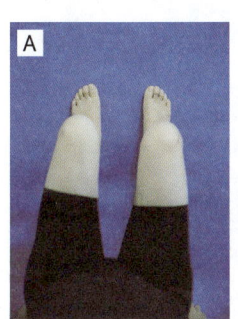 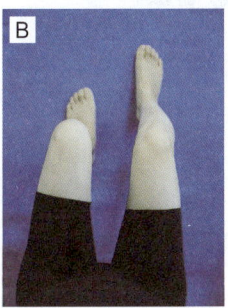 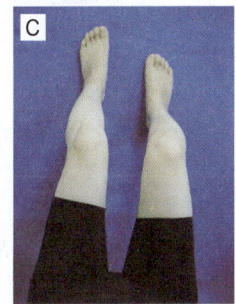 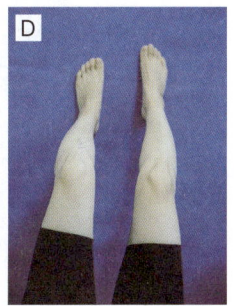

图9-52　空中行走——爬墙

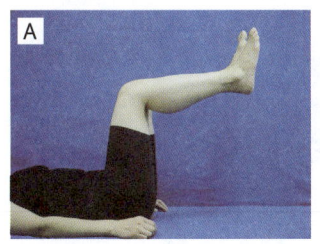 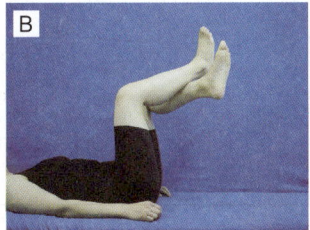 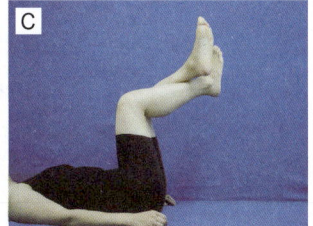

图9-53　空中交叉步运动

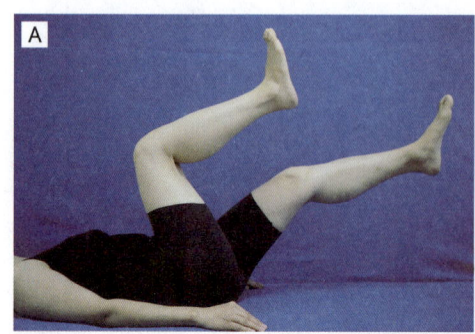 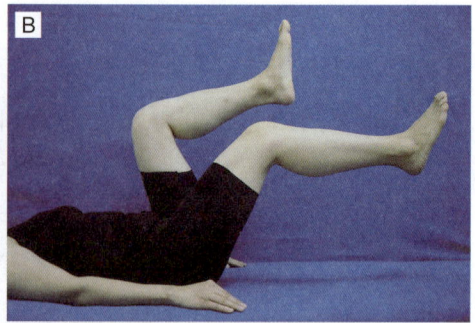

图 9-54　空中骑自行车运动

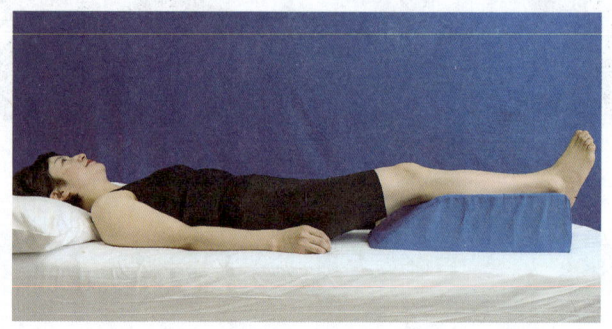

图 9-55　放松休息

## 消肿锻炼中的常见问题及解决方法

**1. 锻炼后为什么肿胀没有立即减轻**　功能锻炼是一个持续过程，可能需要几天，甚至几周才能看到明显效果，坚持才是关键。

**2. 为什么锻炼后感觉酸痛**　这是因为肌肉长期未活动，适应过程中的正常现象，可调整运动量，避免过度用力。

**3. 锻炼时需要佩戴压力衣吗**　是的，佩戴压力衣或进行绷带包扎后锻炼能更好地促进淋巴液流动，巩固效果并防止水肿加剧。

### 生活化场景中的功能锻炼小贴士

**1. 晨起舒展**　起床前可在床上完成一些轻松的屈伸动作,为一天的活动做好准备。

**2. 工作间隙**　每隔1h做1次踮脚或抬腿动作,特别适合长时间坐着或站立工作的人群。

**3. 电视时间**　看电视时可以进行足背屈伸或手指握拳放松,轻松又不费时。

## 十、淋巴水肿自我管理技巧——如何预防

淋巴水肿是一种慢性病,一旦发生可能难以治愈。因此,预防不仅是降低患病风险的重要手段,也是防止病情加重的关键。通过科学的预防措施,可以保护淋巴系统健康,降低淋巴水肿的发生率,有效地减少对生活质量的影响。因此,预防水肿的发生至关重要。

### 智慧穿戴,宽松衣物助力淋巴健康

**1. 上肢**

(1)不穿太紧的衣服,比如,紧的袖口、紧的内衣,避免在患肢佩戴过紧的首饰,因为过紧的衣服首饰会干扰淋巴液回流。

(2)白天可以预防性穿戴压力袖套。

## 2. 下肢

（1）避免紧身衣物对下肢的压迫。避免穿高跟鞋或紧身鞋、袜，选择平底鞋或低跟鞋。注意保持足部清洁卫生，预防感染。

（2）白天可以预防性穿戴压力袜。

**3. 避免极端温度**　实时关注天气情况，根据天气变化情况选择保暖、透气或防晒的衣服，避免突然的冷热刺激，如在寒冷环境下突然暴露于高温环境或反之。这些变化可能引起血管扩张或收缩，加重水肿症状。

## 轻松活动，日常活动小贴士

**1. 活动**　避免过度负重、过于频繁的活动、行走、劳累及久坐久站。

活动过程中注意劳逸结合，如果从事久坐或久站的工作（下肢淋巴水肿风险患者避免久站）要适当地变换体位或者调整工作类型。比如：文案工作者、公交车司机、超市收银员等工作。日常购物可以由实体店购物转变为网络购物，避免提过重的物品走过长的路；可以由手提物品转变为使用推车。改变日常生活中凡事亲历亲为的习惯，学会利用工具来省力。

**2. 运动**　多休息不等于完全静止不动

淋巴水肿高危患者要注意休息，但并不意味着完全静止不动，应该在不引起疲劳或者产生肢体不适感的前提下，进行适当的运动。适度的运动不仅可以促进淋巴液的正常循环，还能增强肌肉力量、改善血液循环。

根据自身情况进行运动，并且要避免损伤。运动结束后应放松肢体。

## 家务小能手，巧干不蛮干

日常生活中淋巴水肿患者参与家务劳动不仅是生活的必需，还可以帮助提升自我效能感。然而，不当的劳动方式可能导致水肿发生。安全地进行家务劳动对于维持健康状态至关重要。

对于淋巴水肿风险患者，安排家务劳动时应遵循以下基本原则。

**1. 上肢避免使用患侧手臂**　家务劳动过程中以健侧手臂为主，患侧手臂为辅，避免使用患侧手臂搬运重物，避免过度劳累。术后2~4周避免负重超过0.5kg，4周后避免超过2.5kg。避免保持一个姿势超过30min。避免使用患侧手臂进行剧烈重复的运动，如擦洗、推、拉、拖、拽、抱小孩、宠物等。如果患肢出现疼痛，需要平躺休息或抬高。

2. **下肢避免长时间站立、行走或坐着（减少淋巴液的滞留）** 选择切实可行的家务劳动来做，可以采用坐姿进行一些家务劳动，如擦拭桌面或折叠衣物、准备食材等，可以坐着完成的动作尽量不站立完成，这样可以减少对下肢的压力。注意避免过于频繁或剧烈的家务劳动，以免引发水肿。

3. **使用轻便的家务工具，分阶段完成** 即使是较轻的家务劳动，每次持续时间也不宜过长，应采用分阶段完成的方式进行。可以使用轻便的家务工具，比如，清洁地板时可以使用扫地机器人或者洗地机+人工辅助，而不是自己使用拖把反复擦洗，这样可以减少身体负担。

4. **温度** 在洗澡、洗碗、洗衣服等肢体接触温度变化时，避免极端的温度变化，避免过冷或过热对患肢的刺激，以免诱发水肿。

## 守护肌肤，皮肤护理秘籍

淋巴水肿高危患者需要进行常规的皮肤护理和保护，以预防皮肤感染的发生，避免引发淋巴水肿。

居家皮肤护理小建议：①保持皮肤清洁；②保持皮肤滋润；③预防皮肤损伤；④保持良好的生活习惯。

合理饮食小建议：①充足的水分摄入，有助于维持皮肤的水合作用，建议每日饮水量在1.5~2L。②均衡的饮食能够增强免疫系统，利于皮肤健康。多摄入富含维生素、矿物质和抗氧化剂的食物，如新鲜蔬果、坚果、全谷物等。③避免吸烟和过量饮酒，因为吸烟和过量饮酒会影响血液循环和皮肤健康。

## 轻盈生活，从体重管理开始

肥胖是淋巴水肿的独立风险因素之一，据研究表明：体重指数（BMI）=体重

(kg)÷身高²(m²),BMI>30,女性患者发生淋巴水肿的风险比普通人要高。过重的体重会增加患肢的压力,并引发和加重水肿症状。体重的增加还会导致脂肪水肿、高血压、糖尿病等一系列综合问题。所以通过制定适合自己的饮食和运动计划,保持积极的生活态度,不仅能够有效控制体重,预防水肿的发生,还能提高生活质量。

**1. 保持正常的体重指数** 例如,体重50kg,身高1.6m,BMI=50kg÷(1.6m)²=19.5kg/m²。

中国BMI标准:正常范围18.5~23.9kg/m²;超重24.0~27.9kg/m²;肥胖≥ 28.0 kg/m²。

**2. 体重管理策略**

(1)饮食管理 均衡的饮食是控制体重的首要步骤:优先选择低盐、低糖及高纤维的食物,这不仅有助于减少体内的水分潴留,还能增加饱腹感。推荐多摄入新鲜蔬果、全谷物和优质蛋白质等。建议记录每日的饮食状况,以便更准确地进行热量管理。

(2)适度运动 保持身体活力:适度的身体活动不仅有助于控制体重,还能促进淋巴液的回流,减轻水肿症状。淋巴水肿风险患者可以选择温和的有氧运动,如步行、游泳和骑自行车等,最好穿戴压力服装,建议每周至少进行150min的中等强度锻炼。

(3)监测与自我管理 定期监测体重变化是控制体重的有效手段。淋巴水肿患者可以采用电子秤和健康管理app来追踪体重和饮食记录,及时发现体重波动并调整运动策略。

(4)心理支持 在体重控制过程中可能遇到挫折,淋巴水肿患者在面对这些挑战时,一定要保持积极心态。

# 旅途无忧,淋巴水肿患者的出行小贴士

**1. 交通工具选择**

(1)自驾 如选择自驾出行建议减少连续驾驶车辆的时间,应该每隔一段时间在服务区休息、停留,做短暂的活动和调整。

（2）公共交通　如需长时间乘坐公共交通旅行，下肢淋巴水肿病友应调整空间位置，比如选择靠近过道的位置以方便起身活动或者变换体位，在条件允许的情况下可以抬高患肢。尽量避免长时间乘坐交通工具。

（3）飞机　避免长时间乘坐飞机，因为高空低气压可导致淋巴水肿的发生。在旅行过程中，尽量不要安排过满的行程，应选择轻量的活动，如散步、慢走，不要快走、快跑。

### 2. 旅行相关物品准备

（1）压力制品　特别备好压力制品，如压力袖套、压力袜、压力裤、绷带、护肤品等。长时间乘坐汽车、火车或飞机旅行时，除日常穿戴压力制品，应额外增加绷带包扎或穿袜子。

（2）药品　携带常规皮肤外用药、防晒、驱蚊剂及抗生素。如旅行目的地炎热或有蚊子，需要采取特别的预防措施。

（3）行李衣物　穿着宽松舒适的衣服和鞋子。在旅行过程中，尽量不要携带太重的行李箱。尽量不要用已水肿或者可能发生水肿的手臂去提拉重物或装卸行李，可以选择同伴帮忙或者利用推车。背包最好选择宽肩带双肩包。

### 3. 旅行目的地选择

（1）避开冷热刺激　选择目的地时避免过热或过冷的刺激，如温泉、汤浴或冰天雪地的景点，避免由于冷热刺激导致水肿症状加重。

（2）避开气压刺激　避免去高海拔的地区，因为气压和温度的变化会引起肢体淋巴水肿症状加重；

（3）避开丝虫病　避免去丝虫病流行的地区，不要去蚊子多的地方。如果必须去，务必做好相应的防护措施。例如，减少户外活动，如徒步、骑行、露营、潜水、冲浪等；防止晒伤，做好皮肤保护措施。

## 预防中的常见误区

**1. 我没感觉肿胀，就不需要预防了**　错误！早期预防可以有效降低淋巴水肿的发生风险，即使目前没有症状，也需要注意日常护理。

**2. 只要靠压力袜就够了**　错误！压力袜只是预防的一部分，只有结合锻炼、

体重管理和皮肤护理,才能有效预防淋巴水肿的发生。

3. 过度运动能预防水肿　错误!剧烈运动可能加重淋巴系统负担,诱发淋巴水肿,应选择轻柔、规律的锻炼方式。

## 日常生活中的预防小贴士

1. **清晨习惯**　①起床后进行几分钟的伸展运动,激活淋巴液流动。②洗漱时顺便检查皮肤是否有红肿、破损等异常。

2. **工作时的注意事项**　①长时间打字或使用鼠标时,可以定时做握拳放松动作。②久坐办公时,每小时起身走动或伸展腿部。

3. **外出或旅行时的注意事项**　①长途飞行时穿戴压力衣,并定时活动手臂或脚踝。②随身携带润肤霜,保持皮肤湿润,防止干裂。③注意保温、防晒和避免蚊虫叮咬及外伤。

# 十一、淋巴水肿的健康生活方式重建

淋巴水肿不仅需要治疗和护理,健康的生活方式更是管理病情的基石。通过调整饮食、运动、作息等习惯,不仅可以帮助缓解症状,还能有效预防病情恶化,提升整体生活质量。

# 吃出健康，淋巴水肿预防的饮食指南

## 1. 饮食如何影响淋巴系统

(1)饮食与淋巴系统的关系　优质的饮食有助于促进淋巴流动，减少液体积聚。特定的营养素和抗氧化剂可以帮助维持淋巴管壁的健康。①水分摄入的重要性：看起来虽然似乎矛盾，但是淋巴水肿是由淋巴液生成障碍或者淋巴循环障碍导致的水肿，喝水多少对于水肿并没有太明显的影响，适量的水分摄入对于淋巴水肿患者是至关重要的。淋巴液就像我们身体的"清道夫"，帮助清除废物和细胞代谢产物。喝适量的水，淋巴液可以流动得更顺畅，帮助维持体内的液体平衡和健康。②营养素的作用：蛋白质是淋巴液的重要组成部分，它们有助于保持淋巴管壁的强健，使淋巴液能够有效地流动。此外，维生素和抗氧化剂如维生素C和维生素E，就像淋巴管壁的"保护神"，帮助预防损伤和炎症。③盐分的影响：太多的盐会让我们的身体更容易积水，这对于淋巴系统来说是一个挑战。减少盐分摄入可以帮助减轻身体的水肿，让淋巴液能够更轻松地流动。④抗炎饮食：水果、蔬菜、坚果和健康的脂肪如橄榄油，它们富含抗炎成分，有助于减少体内的炎症反应，保护淋巴管壁免受损伤。⑤整体饮食模式的重要性：地中海饮食强调新鲜的食物，多种水果、蔬菜和全谷物，以及健康的脂肪来源。这种饮食模式不仅有助于保持身体健康，还能促进淋巴系统的正常功能。

(2)不良饮食对淋巴水肿可能的影响　①盐分太多：大量的盐会让身体保留更多水分，这对已经有淋巴问题的人来说特别不好，因为淋巴系统无法有效地处理这些额外的液体。②营养不平衡：如果我们吃的食物没有足够的营养，如缺乏蛋白质和维生素，血管和淋巴管可能会受到损伤，导致更多的水肿问题。③引发炎症和损伤：吃太多高糖、高脂肪的食物会引起体内炎症反应，这对淋巴管道来说就像是一种攻击，使它们难以正常运转。④体重增加的问题：如果我们吃的东西导致体重增加，这会给淋巴管道增加额外的压力，阻碍它们顺畅运输液体和废物的能力。⑤消化问题：不良的饮食习惯可能导致消化系统问题，如便秘或者肠道不健康，这会影响体内废物的清理，加重淋巴系统的负担。

(3)饮食原则

1)宜食：①高纤维食物，如全谷物、水果和蔬菜，有助于促进肠道健康，减少

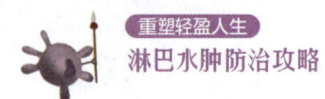

便秘和体内毒素积聚的风险。②低盐饮食,减少盐分摄入有助于减少体内水分潴留,有助于缓解水肿症状。③适量蛋白质,选择优质蛋白质来源,如鱼、家禽、豆类和坚果,有助于维持肌肉和组织的健康。④富含维生素和矿物质的食物,包括新鲜水果和蔬菜,有助于增强免疫系统和整体健康。

2)忌食:①高盐食物,如加工食品、快餐、罐头和腌制食品等,这些食物会增加体内水分潴留。②高糖食物,过多的糖分摄入可能导致体重增加和炎症反应,不利于淋巴水肿患者的管理。③饮酒,乙醇会干扰水分平衡,增加体内水分潴留的风险,因此最好限制或避免饮酒。④高脂肪食物:过量的脂肪摄入可能增加体重,加重淋巴水肿的症状。

(4)抗炎饮食

淋巴水肿是因为淋巴系统不能有效地排出体内多余的液体,导致身体部位肿胀,并发机体慢性炎症。抗炎饮食是一种特殊的饮食方式,通过选择一些能够降低身体炎症的食物,以帮助减轻这种肿胀。这些食物包括鱼类、坚果、水果和蔬菜等富含健康脂肪和抗氧化剂的食物。它们有助于降低炎症水平,保护身体组织免受损伤,从而帮助淋巴系统更好地工作,减少水肿带来的不适。那么,抗炎饮食有哪些?①鱼类:摄入富含ω-3脂肪酸的鱼类,如鲑鱼、鳕鱼、沙丁鱼和鳟鱼,有助于降低体内的炎症水平。②坚果和种子:食用富含健康脂肪和抗氧化剂的坚果和种子,如核桃、杏仁、亚麻籽和南瓜籽。③水果:选择富含维生素C和其他抗氧化剂的水果,如蓝莓、草莓、樱桃、柑橘类水果和杞果。④蔬菜:包括绿叶蔬菜(如菠菜、羽衣甘蓝、油菜)、胡萝卜、番茄、红辣椒等,这些蔬菜含有丰富的抗氧化剂和维生素,有助于减少炎症反应。⑤橄榄油:选择橄榄油作为主要的健康脂肪来源,橄榄油富含单不饱和脂肪酸,对心血管健康有益,同时有助于降低体内的炎症水平。⑥全谷物:选择全麦面包、燕麦、糙米和全麦意大利面等全谷物食物,这些食物富含纤维,有助于维持肠道健康和稳定血糖水平。⑦低糖食物:减少或避免高糖食物和饮料的摄入,如糖果、甜点和糖果,因为高糖食物可能导致血糖波动和炎症反应增加。

**2. 每日饮食示例** 请依据个人并发症情况调整饮食,如糖尿病患者需注意控制糖分摄入,高血压患者应减少盐分摄入。

(1)早餐 全麦面包、鸡蛋、牛奶或豆浆。

(2)午餐 蒸鱼、糙米饭、绿叶蔬菜。

(3)晚餐 清蒸鸡胸肉、南瓜、红薯。

(4)零食 坚果、酸奶或水果。

记住,吃得丰富多彩,蔬菜、水果别少才健康!喝水要适量,尿色透明最棒!还有,定时吃饭,别饿也别撑,保持体力充沛!别忘了适度运动,悠闲散步也能减轻水肿烦恼!心情愉快最重要,放松、深呼吸,问题迎刃而解!最后,和医生保持联系,健康路上有他们陪伴更安心!

## 甜梦护航,睡眠改善计划

淋巴水肿影响淋巴系统的功能,可能导致身体部位的水肿和不适。良好的睡眠可以帮助淋巴水肿患者减轻症状,提升生活质量。

**1. 充足睡眠时间** 每晚保证7~8h的睡眠。

**2. 选择合适的睡姿和体位**

(1)抬高下肢 睡前将床尾部稍微抬高,或者使用枕头垫高脚部,有助于促进下肢淋巴液的回流。这可以减少夜间和早晨的水肿感。

(2)侧卧姿势 侧卧姿势比仰卧位更有利于淋巴液的流动,特别是对于上肢淋巴水肿患者,建议选择对流动更有帮助的侧卧姿势。

(3)避免长时间保持同一姿势 避免长时间保持同一姿势,特别是仰卧或坐姿。定期调整体位,避免淋巴液在身体中积聚。

(4)正确使用夜间压力服 在医生建议下,考虑使用夜间医用压缩袜或袖套,以帮助促进淋巴液的流动和减少水肿。

(5)合理支撑身体 选择合适的枕头和床垫,以保证身体的正确支撑和舒适度。过软或过硬的床垫可能影响睡眠质量和淋巴液的流动。

**3. 改善睡眠的方法**

(1)睡眠时间的规律性 尽量每晚保持相同的睡眠时间,有助于调节生物钟,提升睡眠质量。

(2)创建良好的睡眠环境 选择安静、凉爽和舒适的睡眠环境,保持适宜的室温和湿度,有助于减少睡眠中断和提升睡眠深度。

(3)避免过度刺激 在睡前几小时避免摄入过多的咖啡因和糖分,尤其是咖啡、茶等含咖啡因的饮料,以减少影响入睡的可能性。

(4)放松技巧 在睡前进行放松活动,如深呼吸、冥想或轻柔的伸展运动,有助于缓解紧张情绪,促进身体的放松。

(5)管理睡前活动 培养良好的睡前习惯,如阅读、听柔和的音乐或泡热水澡,有助于减少入睡困难和提升睡眠质量。

淋巴水肿的睡姿选择可不能随便哦!不要让浮肿成为你夜间的"特邀客人"。试试抬高脚部或者侧卧姿势,让淋巴液顺畅流动,把浮肿拒之门外!

## 环境卫生,筑起环境防线

淋巴水肿影响身体健康,因此需要特别关注影响日常生活的环境因素。正确的居住环境管理对于减少淋巴水肿患者皮肤感染和促进症状的缓解及康复至关重要。

### 1. 如何保持清洁干燥的居住环境

(1)卧室清洁 ①地面清扫和拖地:使用吸尘器清理地板,特别是在床周围和家具下面难以到达的地方。定期使用湿抹布或拖把拖地,确保彻底清除灰尘和污垢。②床上用品的清洁:床单、枕头套和被褥应每周至少清洗1次。使用温和的洗涤剂和柔软剂,避免使用含有强烈香料或化学成分的洗涤剂,以免刺激皮肤。③床框和床头的清洁:定期用湿抹布擦拭床框和床头板,特别是床边容易积聚灰尘的地方。可以使用适当的消毒喷雾或湿巾进行彻底清洁,尤其是在家中有宠物或灰尘较多的情况下。

(2)床上用品 ①洗涤频率:床单、枕头套和被褥应每周至少清洗1次,以确保床上用品的清洁和卫生。如果有污渍或汗渍,应及时处理,避免污渍长时间滞留。②洗涤方法:选择适当的洗衣程序和温度,一般建议使用较高温度(如60℃或以上)来彻底清洁和消毒床上用品。在晾晒时,避免阳光直射和潮湿环境,确保床上用品干燥。

(3)空气流通 ①定期通风:每天开窗通风,尤其是中午空气湿度较低的时候。通风不仅有助于降低室内湿度,还可以帮助排除室内的异味和污染物。②空气净化器：如有需要，考虑安装空气净化器来过滤空气中的细菌、花粉和灰尘等有害物质，特别是在空气质量较差的地区或季节。

（4）湿度控制　①除湿机的使用：在潮湿的季节或地区，使用除湿机帮助控制室内湿度，保持在适宜的范围内（通常为40%~60%）。空气干燥对于减少真菌和细菌的生长是非常重要的。②湿度计监测：使用湿度计定期监测室内湿度，特别是在天气变化或季节变化时需要更频繁地检查。

（5）避免积水和污垢　①床下空间的管理：确保床下空间保持干燥和清洁，避免积水或杂物的堆积。定期清理床下的灰尘和杂物，可以使用吸尘器或长柄扫帚来清扫。②角落和隐蔽处的清洁：定期检查和清理房间角落和隐蔽处，这些地方往往是灰尘和细菌积聚的地方。使用湿抹布或清洁布对表面进行擦拭和消毒，特别是家具和墙角。

2. 小结　家里的环境像是淋巴水肿皮肤的"外套"，别忘了清洁"外套"！把家里打理得干干净净，就像给皮肤的"外套"做一次深层清洁；选择清洁宽松舒适的衣物，就像穿上一件贴身的"护肤衣"，是第二道外部防线，再加上合适的皮肤护理剂加持，让淋巴水肿皮肤的每一天都更加舒适、更有"安全感"。

# 健康日历，复查随访提醒

淋巴水肿的复查随访对于患者的康复和生活质量至关重要。以下是对复查与随访的意义、要求、频率和内容的详细解答。

**1. 复查随访的意义**

（1）评估治疗效果　通过复查随访，医生可以评估乳腺癌治疗（包括手术、化疗、放疗等）对上肢淋巴水肿的影响。

（2）及时发现并发症　淋巴水肿可能随着时间推移而加重，复查随访有助于及时发现并处理相关并发症，如感染、皮肤破损等。

（3）制订个性化治疗计划　根据复查结果，医生可以调整治疗计划，包括物理治疗、药物治疗或手术治疗等，以减轻淋巴水肿症状。

**2. 复查随访的要求**

（1）遵医嘱　患者应严格按照医生与淋巴水肿治疗师的嘱咐进行复查与随

访，不得随意更改复查计划或遗漏复查项目。

（2）保持沟通　患者应主动与医生和治疗师保持沟通，及时反馈身体状况和治疗效果，以便医生及时调整治疗计划。

（3）配合检查　在复查过程中，患者应积极配合医生完成各项检查项目，确保检查结果的准确性。

3. 复查随访的频率　淋巴水肿的复查随访频率应根据患者的具体情况而定。一般来说，可以参考以下建议。

（1）术后早期　在手术后的前几个月内，由于淋巴系统尚未完全恢复，复查频率应相对较高。一般建议术后1~2个月内每月复查1次，以评估淋巴水肿的情况。

（2）术后稳定期　随着时间的推移，如果患者的淋巴水肿情况稳定，复查频率可以适当降低。一般建议术后3~6个月复查1次，或者根据医生的建议进行复查。

（3）长期随访　对于长期存在淋巴水肿的患者，应定期进行复查随访，以监测病情变化并及时处理。一般建议每年至少复查1次。

4. 复查随访的内容　淋巴水肿的复查随访内容主要包括以下几个方面。

（1）主观感受　询问患者的主观感受，包括肢体的肿胀感、疼痛感、沉重感等。

（2）客观检查　通过体检和测量肢体周径等方法，评估肢体淋巴水肿的程度和进展情况。一般认定患侧周径比对侧周径长<3cm为轻度水肿，3~5cm为中度水肿，>5cm为重度水肿。

（3）影像学检查　根据需要，可能进行淋巴管造影、CT或MRI等影像学检查，以更准确地评估淋巴水肿的情况。

（4）功能评估　评估肢体的功能恢复情况，包括关节活动度、肌力等。

（5）其他检查　根据患者的具体情况，可能还需要进行体重指数、血常规、肝肾功能等常规检查，以评估患者的整体健康状况。

总之，淋巴水肿的随访复查是确保患者康复和生活质量的重要环节。患者应遵医嘱进行随访复查，并积极配合医生完成各项检查项目。同时，保持良好的生活习惯和心态也是促进康复的重要因素。

## 心灵疗愈，情绪自我管理手册

淋巴水肿患者治疗过程常伴随复杂的心理和生理挑战。相较于身体治疗，淋巴水肿患者的心理健康问题往往被忽视。有效的情绪管理对于淋巴水肿患者的心理健康至关重要。以下是一些实用的自我情绪管理策略。

**1. 认识与接纳情绪** 要认识到自己正在经历的情绪，并学会接受。避免忽视或压抑不良情绪，以免情绪累积和爆发。

**2. 积极表达与沟通** 与信任的朋友、家人分享自己的感受，或者通过写日记、绘画、音乐等方式来表达情绪。这些方式有助于释放内心的压力，减轻心理负担。

**3. 音乐干预** 在疾病康复过程中，多聆听喜好的音乐，提高神经细胞的兴奋性，改善抑郁、焦虑状态。

**4. 生活方式调整** 保持均衡饮食和适量运动，有助于改善身体状况，缓解心理压力。良好的睡眠习惯也是情绪管理的重要方面。

通过系统的心理调适和应对方法以及有效的自我情绪管理，可以在面对疾病挑战时保持积极的心态和稳定的情绪，促进康复进程并提高生活质量。医护人员、患者及其家属应共同努力，为患者营造一个充满关爱、温馨和支持的康复环境。

## 自信启航，职业回归策略

职业回归是实现全面康复的重要环节，能充分体现自我价值，重拾生活自信。通过功能改善和环境条件的改变重返社会，重新参与社会生活，履行社会职责。不仅有助于重建生活秩序，保持身体健康，获得经济上的独立，更重要的是感受到社会认同，产生个人成就感以及社会归属感。在重返工作岗位前，需要做好哪些准备呢？

**1. 重新选择工作岗位，正确识别风险因素** 部分患者担心重返工作岗位会加重病情，担忧自己能否胜任工作。推荐适合重返工作岗位的职业有：教师、医生或文字工作者。不适合厨师、建筑工人等体力劳动职业。在重返工作岗位时，

积极拓展自身技能，提升自身实力，根据自身情况选择适合自己的工作岗位，但不论是返回原工作岗位还是重新选择工作岗位，由于工作环境的未知因素，重返工作岗位可能存在更大风险因素，需要识别并感知工作环境中存在的危险因素，避免不良姿势、负重及工作环境（高温、湿度）等对身体造成进一步的损害，从而避免加重淋巴水肿。

**2. 消除负性情绪，感恩从容面对** 负性感知及情绪不利于疾病的康复，反而增加生活困扰，影响工作效率。需要自己转变思维模式，学会感恩，真正感恩是内心充满庆幸和感激，行动体现为对人的关心和尊重。哲学家尼采说：感恩，即是灵魂上的健康。感恩遇到的每一个人和每一件事情，用感激的心态及关爱的行动回馈生命，终会达到身心疗愈的最佳状态。

我们每一个人未必光芒万丈，但应始终温暖有光。个人的真正价值在于对社会的责任和贡献。作为平凡的我们，饱受着生命的洗礼，但是内心的善良和光明，始终照亮着前行的路。愿一路生花，未来可期。

# 十二、淋巴水肿防治的常见误区

在淋巴水肿的防治过程中，许多人因不了解疾病特性而陷入常见误区。这些错误不仅可能让治疗效果大打折扣，还可能加重病情。认清误区，正确防治，才能更好地管理淋巴水肿，改善生活质量。

以下是常见的防治误区及其解读。

## 误区一：泡脚泡澡能消肿

**1. 真相**　泡脚和泡澡虽然能让身体感到舒适，但对于淋巴水肿患者并不一定有帮助。热水浸泡可能导致血管扩张，增加血液和淋巴液的流入，但同时也会导致排出困难，反而可能加重水肿症状。

**2. 正确做法**　对于淋巴水肿患者，建议在医生指导下适度进行温水浸泡，控制浸泡时间，避免长时间浸泡或使用过热的水。

## 误区二：利尿药能消淋巴水肿

**1. 真相**　利尿药主要作用是排出体内多余的液体，但对于淋巴水肿患者，主要问题在于富含蛋白质的淋巴液回流受阻而非单纯的液体过多。利尿药无法改善淋巴液的积聚，甚至可能导致脱水、电解质失衡，增加身体不适感。

**2. 正确做法**　淋巴水肿的治疗应针对淋巴液回流问题，采用手法引流、压力疗法等方法。药物治疗需在医生指导下进行，不可随意使用利尿药。

## 误区三：水肿时不能多喝水

**1. 真相**　水肿并不是由于饮水过多引起的。减少饮水反而可能导致身体脱水，影响代谢功能和血液循环，不利于淋巴水肿的管理。

**2. 正确做法**　保持正常饮水量，每天饮水1500~2000mL水，帮助身体维持代谢平衡。具体饮水量可根据医生建议适当调整。

## 误区四：哪里肿得厉害哪里就要包扎紧一点

**1. 真相**　局部包扎过紧会阻碍淋巴液和血液的流动，反而可能加重远端水肿症状。正确的压迫应提供均匀的梯度压力，帮助淋巴液向心回流。

**2. 正确做法**　使用弹力绷带进行压迫时，遵循"远端压力大、近端压力小"的

原则，逐步向近心端减小压力。包扎的方法应由专业治疗师指导。

## 误区五：引流和包扎，压力越大效果越好

**1. 真相** 过大的压力可能压迫淋巴管和血管，影响正常循环，甚至损伤皮肤和软组织。压力过小则可能效果不足。

**2. 正确做法** 引流和包扎时压力要适中，既能帮助淋巴液流动，又不影响血液循环。建议由专业治疗师设计压力范围，并定期调整。

## 误区六：压力服装消肿，昼夜穿戴效果更好

**1. 真相** 并不是所有压力服装都可以全天穿戴。圆织压力衣仅适合白天穿戴，夜间穿戴肢体缺乏运动可能导致局部压迫问题。

**2. 正确做法** 白天活动时穿戴压力服装，夜间休息时通常可以脱下，以让皮肤和循环系统得到放松，但部分患者可能需要夜间穿戴，应根据医生建议选择适合夜间穿戴的压力服装，如平织压力衣、可调节压力服等。

## 误区七：手脚都不肿，绷带包扎时可以不包扎手脚

**1. 真相** 即使手和脚没有明显肿胀，也可能存在隐性淋巴液积聚。如果不包扎远端区域，可能导致未包扎区域成为新的淋巴液积聚点。

**2. 正确做法** 包扎时应覆盖整个肢体，从远心端（手指或脚趾）开始，逐步向近心端延伸且压力递减，帮助整体淋巴液回流。

## 误区八：淋巴水肿做了手术就可以根治

**1. 真相** 手术（如淋巴-静脉吻合术、淋巴结移植等）虽能改善淋巴液引流状况，但不能完全根治淋巴水肿。术后仍需长期管理和护理，以维持效果并防止

复发。

**2. 正确做法** 手术后按医生建议坚持穿戴压力装备、进行手法引流和皮肤护理，同时定期随访，综合管理病情，达到更好的治疗效果。

## 误区九：只有出现明显肿胀才需要防治

**1. 真相** 淋巴水肿在早期可能仅表现为轻微的沉重感或紧绷感，此时正是预防和干预的最佳时机。忽视早期信号可能导致病情加重。

**2. 正确做法** 一旦有手术史（如乳腺癌术后）或长期患肢沉重感，应立即咨询医生进行评估，及时采取干预措施。

## 误区十：压力服装只需要偶尔穿

**1. 真相** 压力服装需要持续穿戴才能提供稳定的支持，偶尔使用无法有效预防水肿。

**2. 正确做法** 每天穿戴压力服装，尤其在活动时（如长时间坐立或运动），并定期更换合适尺寸的压力服装。

## 误区十一：剧烈运动可以快速消肿

**1. 真相** 剧烈运动可能对患肢淋巴系统造成过多压力，反而加重水肿。

**2. 正确做法** 选择适合淋巴水肿患者的轻柔运动，如散步、瑜伽、游泳等，避免跑步、跳绳等高强度活动。

## 误区十二：水肿只是外观问题，不会危及健康

**1. 真相** 如果不及时管理，淋巴水肿可能导致严重并发症，如皮肤感染（丹毒）、蜂窝织炎，甚至影响正常行动能力。

**2. 正确做法** 把淋巴水肿当作一种需要长期管理的慢性病,注重预防并及时治疗,以减少并发症发生。

## 如何避免以上误区?

1. **学习正确知识** 通过医生、治疗师和可靠的健康书籍获取专业信息。
2. **遵循个性化治疗计划** 每个人的情况不同,不要盲目模仿他人经验。
3. **定期复诊** 保持与医生的沟通,根据病情调整防治策略。

## 患者真实故事分享:误区的代价

1. **刘先生的故事** 我一直觉得穿压力袜很麻烦,只在水肿严重时才穿,结果症状越来越明显。后来医生告诉我,必须每天穿戴并结合锻炼,现在情况已经好转了。

2. **张女士的经验** 起初我认为按摩就够了,但后来因为没注意皮肤护理引发了感染。现在,我每天做好皮肤清洁,还按医生建议用润肤乳,感染再也没发生过。

3. **王女士的故事** 我一直觉得淋巴水肿没什么大不了的,就是腿肿了点,所以就没太在意。结果,随着时间的推移,肿胀越来越严重,甚至开始影响我的日常行走。后来去看医生,才知道淋巴水肿需要及时治疗和管理。现在,我严格按照医生的嘱咐进行物理治疗,还坚持穿压力袜,情况才慢慢好转。真后悔当初没早点重视。

4. **李先生的经验** 我之前听说某种草药能治疗淋巴水肿,就试着吃了一段时间。结果,不仅水肿没消,反而还出现了其他一些不舒服的症状。后来去医院检查,才发现那种草药对我的身体并不适合。现在,我只相信医生的专业建议,按照科学的方法进行治疗,感觉踏实多了。

5. **赵女士的分享** 我一开始觉得淋巴水肿只是暂时的,休息休息就会好。所以,当水肿出现时,我就只是躺在床上休息,没有采取其他措施。然而,水肿却一直没有消退,反而越来越严重。后来,我咨询了医生,才知道需要积极地进行淋巴引流和锻炼。现在，我每天都坚持做淋巴引流操，水肿情况明显改善了。

  这些真实案例都提醒我们，对于淋巴水肿这种慢性疾病，不能掉以轻心，也不能盲目地自我判断或相信偏方。淋巴水肿的防治涉及复杂的管理和长期的护理，避免各种诊疗误区非常重要。患者应根据医生或专业治疗师的建议，采取适当的治疗和管理措施，理解并规避这些常见的误区，有助于改善淋巴水肿的症状，提高生活质量。

图书在版编目（CIP）数据

重塑轻盈人生：淋巴水肿防治攻略／杨永久，张欣，王海燕主编. -- 上海：上海科技教育出版社，2025.8.--ISBN 978-7-5428-8416-9

Ⅰ．R551.2

中国国家版本馆CIP数据核字第2025J3H609号

责任编辑　蔡　婷
装帧设计　李梦雪

CHONGSU QINGYING RENSHENG
**重塑轻盈人生——淋巴水肿防治攻略**
主编　杨永久　张　欣　王海燕

| | | |
|---|---|---|
| 出版发行 | | 上海科技教育出版社有限公司 |
| | | （上海市闵行区号景路159弄A座8楼　邮政编码201101） |
| 网 | 址 | www.sste.com　www.ewen.co |
| 经 | 销 | 各地新华书店 |
| 印 | 刷 | 常熟市华顺印刷有限公司 |
| 开 | 本 | 720×1000　1/16 |
| 印 | 张 | 8 |
| 版 | 次 | 2025年8月第1版 |
| 印 | 次 | 2025年8月第1次印刷 |
| 书 | 号 | ISBN 978-7-5428-8416-9/R·498 |
| 定 | 价 | 68.00元 |